ÉTUDE

SUR LA

THÉRAPEUTIQUE DE L'ÉPILEPSIE

PAR

G. BLANCHET,
Docteur en médecine de la Faculté de Paris.

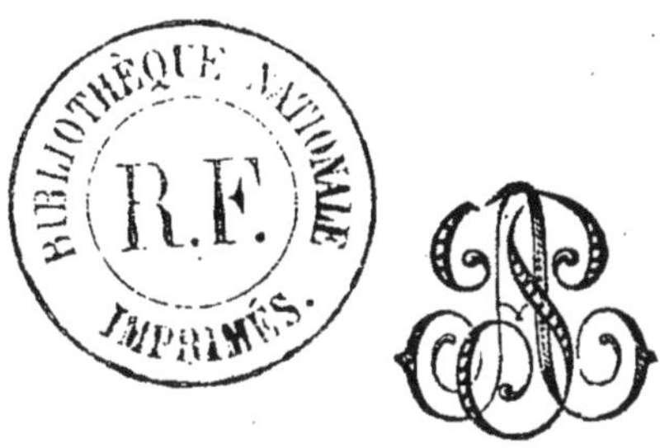

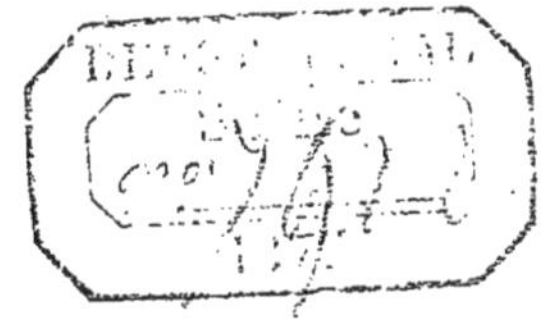

PARIS
A. PARENT, IMPRIMEUR DE LA FACULTÉ DE MÉDECINE
29-31, RUE MONSIEUR-LE-PRINCE, 29-31

1877

ÉTUDE

SUR LA

THÉRAPEUTIQUE DE L'ÉPILEPSIE

PROLOGUE.

« Qu'a fait le découragement? s'écriait, il y a une vingtaine d'années, le docteur Delasiauve. Il a éloigné les médecins de l'étude de l'épilepsie, il a rendu incurables des malades curables, et il a abandonné ces malheureux aux empiriques. (Delasiauve, *Tr. de l'épilepsie*. Paris, 1854.) » Ses paroles nous montrent assez quelle était la manière de voir de l'auteur du *Traité de l'épilepsie*. Déjà en 1848, il publiait une étude très-complète pour l'époque et remplie d'enseignements précieux sur le traitement qui fera le sujet de notre étude. (*Ann. méd.* Paris, 1848).

Il soutenait avec talent que la maladie n'est pas toujours incurable. Ces études ont attiré l'attention des observateurs sur le mal sacré, et aujourd'hui, grâce surtout aux travaux de Herpin (de Genève) et de Trousseau la terrible affection mieux connue est devenue d'un diagnostic facile pour ainsi dire, même dans ses formes les plus étranges. Mais le diagnostic posé, quelle conduite doit tenir le médecin? Si certains auteurs comme Hippocrate, Galien et plusieurs de ceux qui les ont suivis ont cru utile d'indiquer le traitement, qui, dans certains cas, pouvait vaincre le mal d'Hercule, des auteurs recommandables à plus d'un titre, comme Pinel, Monneret, Moreau (de Tours) ont désespéré et ont proclamé hautement l'impuissance des médecins.

D'autres, au contraire, comme Portal, Debreyne, Delasiauve, Trousseau et Herpin (de Genève) ont vaillamment combattu en faveur de la curabilité de l'épilepsie. Enfin dans ces dernières années, MM. Legrand du Saulle et A. Voisin, employant un médicament nouveau, ont enregistré des cas nombreux de guérison qui ne laissent aucun doute sur l'heureuse influence que peut avoir, dans certains cas, la thérapeutique dirigée contre le mal comitial. Aujourd'hui deux camps bien tranchés sont en présence en ce qui touche au traitement de l'épilepsie : les uns la proclament incurable et négligent toute espèce de traitement; les autres, au contraire, soutiennent que l'affection doit toujours être combattue, et que les malades peuvent toujours sinon être guéris, du moins être considérablement soulagés. Telle est l'opinion consolante que nous voudrions voir adopter et que nous avons l'intention de soutenir dans ce travail.

Le médecin, vraiment digne de ce nom, ne doit jamais rester désarmé et avouer son impuissance, quelle que soit la gravité de l'affection qu'il ait à combattre.

Les épileptiques sont des malheureux qui réclament non-seulement la pitié de ceux qui les entourent, mais qui ont droit à une médication sagement dirigée.

TRAITEMENT DE L'ÉPILEPSIE.

Les observations de guérison de l'épilepsie sont aujourd'hui assez nombreuses dans la science pour que nous n'entreprenions pas de démontrer la curabilité de cette affection. Quels sont donc les moyens dirigés contre elle? Hippocrate, par suite de l'idée qu'il se faisait de cette maladie, indique au traitement de l'épilepsie qu'il faut chercher à modifier l'organisation tout entière par des influences plutôt hygiéniques que médicales. Galien, tout en partageant les idées d'Hippocrate, usait en outre des agents thérapeutiques. M. Delasiauve (Ouvr. cité, p. 154) fait également une large part au traitement hygiénique. Grande est sans doute l'influence d'une hygiène bien entendue pour combattre le mal sacré; mais, pour la plupart des médecins, les agents médicaux sont appelés à jouer un rôle plus grand encore.

Pour traiter cette maladie, qui, trop souvent, hélas! s'est montrée rebelle à tous les agents dirigés contre elle, toute la matière médicale a été successivement mise à contribution. On se trouve, en effet, en présence de deux partis bien distincts quand il s'agit d'en venir aux moyens thérapeutiques.

Les uns préconisent le traitement rationnel, les autres emploient les médicaments spécifiques qui ont, pour ainsi dire, varié suivant la mode. Les auteurs les plus recommandables, entre autres Boerhaave, ont nié les spécifiques, et Tissot disait : « Guérir les causes, les prévenir, changer la disposition épileptique du cerveau, c'est guérir l'épilepsie; aussi le traitement de cette maladie doit varier suivant les causes, et annoncer un spécifique général pour sa guérison est une charlatanerie qui prouve l'ignorance ou la fourberie. » (Tissot, *Encycl. méd. des nerfs*, etc., p. 319.)

Nous adoptons sans restriction la première partie de cette phrase énergique de Tissot : « Ce qu'il faut combattre, en effet, c'est l'habitude épileptique, car, comme l'a dit Van Swieten : de même que les traces des idées qui ne sont pas rappelées de temps en temps s'effacent d'une manière complète, de même si les mouvements épileptiques ne sont pas renouvelés, leur tendance à se reproduire se détruira. »

Pour arriver à ce but, nous mettrons en œuvre les différents moyens hygiéniques et thérapeutiques qui varieront avec chaque individu, et nous ne devrons jamais négliger de chercher par notre médication à modifier l'état général; car, ainsi que l'a dit M. Fabre dans sa thèse inaugurale : « En agissant ainsi, on sera souvent fort étonné de voir que la guérison de maladies qui paraissaient n'avoir aucun point de contact avec l'épilepsie a amené la guérison de cette dernière. » (Th. de Paris, 1866, p. 40.)

Cela revient à dire qu'il faut toujours s'efforcer de traiter les épileptiques et non l'épilepsie. Cette affection, en effet, n'est pas pour nous une entité morhide, et Trousseau a pu dire que toute épilepsie, toute éclampsie est nécessairement symptomatique. L'éclampsie n'est-elle pas elle-même une épilepsie passagère disparaissant avec les causes passagères, plus ou moins bien connues, qui lui ont donné naissance. Au point de vue des manifestations convulsives, les deux affections, du reste, ne sont-elles pas identiques.

La confusion est souvent facile, comme le fait remarquer le Dr Bouchut dans son Traité des maladies des en fants, et, pour beaucoup d'auteurs, au nombre desquels i faut placer Sauvages et Cullen, toute distinction est impossible entre l'épilepsie et l'éclampsie. M. le professeur Gubler, dans son cours de thérapeutique professé à la Faculté de médecine, tout en admettant les épilepsies essentielles, disait, que celles-ci elles-mêmes sont symptomatiques de malconformations du système nerveux. Tous ceux qui se sont occupés des maladies nerveuses connaissent la tendance qu'a l'éclampsie à se transformer en épilepsie, ainsi que le fait remarquer le Dr A. Voisin. (Dict. Jaccoud, art. *Épilepsie.*)

Pour en revenir au traitement de l'épilepsie et avant d'aller plus loin, nous pensons qu'il n'est pas sans intérêt de dire quelques mots de l'étiologie de cette affection. Pour M. Gubler, l'épilepsie convulsive suppose que c'est dans l'isthme, le bulbe, sans compter le cerveau, que se passent les phénomènes morbides, et, dans son cours, il ajoutait que tout, dans l'état actuel de la science, concourt à démontrer que l'épilepsie est une névrose irritative. Nous reviendrons sur ce sujet en parlant des épilepsies partielles dont MM. Charcot et Pitres ont eu l'occasion de s'occuper en traitant les localisations cérébrales. M. Gubler admet des conditions étiologiques variées quelquefois inverses. Pour lui, l'épilepsie vraie est une névrose pure au début due à la malformation, à l'hérédité; plus tard, viennent s'ajouter des lésions qui ne sont que le résultat des attaques convulsives.

Il admet ensuite les épilepsies symptomatiques.

1° Des épilepsies symptomatiques de lésions grossières.

2° Des épilepsies symptomatiques de lésions transitoires: ainsi dans l'apoplexie et l'hémorrhagie méningée.

3° Des épilepsies par empoisonnement aigu ou chronique.

4° Des épilepsies suite des grandes hémorrhagies ou par asthénie.

5° Des épilepsies, suite de pertes nerveuses excessives ou par anervie.

M. Gubler admet en outre les épilepsies sympathiques qui peuvent être dues:

1° A l'acescence gastrique,

2° au travail de la dentition,

3° à des vers intestinaux,

4° à la dysménorrhée douloureuse,

5° enfin, à des nevrômes périphériques d'où part l'aura.

Disons, en passant, que dans son traité de l'Epilepsie, M. Moreau (de Tours) nie les épilepsies sympathiques.

D'un autre côté, si nous envisageons les causes occasionnelles, qui ont présidé au développement de l'épilepsie, nous trouvons que sur 444 cas, M. Moreau (de Tours) a noté 314 fois la frayeur, puis le chagrin, les émotions pénibles, la vue d'épileptique, viol. La puissance de la frayeur est-elle aussi grande qu'on a bien voulu le dire? peut-elle suffire aussi souvent à déterminer l'épilepsie chez un sujet absolument sain jusqu'alors et dont les ascendants étaient complètement indemnes de toute diathèse nerveuse ou autre? Telle n'est pas notre opinion. Bien des fois, en examinant attentivement des cas, on arrive à constater que le plus souvent la frayeur n'a été qu'une cause purement occasionnelle, mettant en activité une prédisposition héréditaire ou acquise, qui jusqu'alors était restée latente. Un épileptique étant donné, nous croyons qu'il sera toujours bon de prendre en considération non-seulement les causes, qui ont pu faire de lui un épileptique, mais encore les causes, qui ont présidé à l'apparition de la première attaque, c'est-à-dire les causes, qui ont été le point de départ de la première manifestation convulsive et enfin, les causes qui ramènent l'attaque, c'est-à-dire les causes occasionnelles de l'accès, sans compter les particularités que peut présenter l'attaque épileptique elle-même.

Cette manière d'envisager les causes de l'épilepsie comporte une grande utilité pratique. En effet, lorsque le médecin se trouve en présence d'un malade, il ne doit pas se contenter de diagnostiquer le mal caduc et d'instituer un traitement, celui par le bromure de potassium par exemple, sans plus ample information.

Si le praticien veut réunir entre ses mains toutes les chances possibles de réussite dans la thérapeutique de l'épilepsie, il ne doit négliger aucun moyen d'investigation: après s'être enquis du rôle étiologique, que peut jouer l'hérédité, en interrogeant les antécédents pathologiques des ascendants et des collatéraux, il passera un examen minutieux des conditions dans lesquelles se trouve le sujet.

Il fera la part de l'état général tout en s'informant de la cause, qui a paru produire la première attaque et des conditions, qui président au retour de la manifestation convulsive.

D'après cela, on voit facilement quelle sera la marche que nous allons suivre en nous occupant du traitement de l'épilepsie, en prenant pour guide, les causes étiologiques variées dont nous venons de dire quelques mots.

Hérédité. — Parmi les causes capables de produire l'épilepsie, nous trouvons en premier lieu celles qui viennent des parents ; l'épilepsie en effet est une affection héréditaire. Déjà le père de la médecine, Hippocrate (de Cos) disait que l'épilepsie naît, comme les autres maladies, par hérédité, et qu'un épileptique naît d'un épileptique comme un phlegmatique naît d'un phlegmatique ; un bilieux d'un bilieux ; un phthisique d'un phthisique etc. ; plus loin il ajoute, que le germe en commence dans l'embryon encore enfermé dans l'utérus. (Hipp. trad. de Littré 1845. Tome 5, p. 365).

A la suite d'Hippocrate, un grand nombre d'auteurs ont admis la transmission de l'épilepsie par hérédité ; et Boërhaave traitant des causes de l'épilepsie dit : « Illæ autem unt hereditariæ et labe gentili patris, matris, parentumve aut majorum, silente sæpe morbo in genitore, dùm ex avo derivatur in nepotem » (aphor. 1075). Les exemples de transmission héréditaire de l'épilepsie ne sont pas rares en effet, et Georget (*art. épilepsie*, *in Dict. en* 30 *vol.*) rapporte le cas d'un père épileptique, qui eut huit enfants épileptiques. Quoi qu'il en soit, un certain nombre d'hommes de mérite, parmi lesquels il convient de citer Maisonneuve et Delasiauve ont cru devoir nier l'épilepsie héréditaire, tandis que Herpin (de Genève) et Trousseau ont cherché à juste titre à faire prévaloir l'opinion d'Hippocrate. Aujourd'hui l'hérédité est une chose généralement admise, grâce surtout aux remarquables travaux de Moreau (de Tours) sur l'étiologie de l'épilepsie (*in Annal. med. psyc.*); ceux de A. Foville (*in Annal med. psyc.* 4e série tome XI., page 205); ceux de A. Voisin (Ann. med. ps. tome XII, p. 114) et enfin la thèse de J. Tardieu (Paris 1868, sur la transmission héréditaire de l'épilepsie).

A. Voisin (*loc. cit.*) rapporte que 17 ménages épileptiques ont donné naissance à 35 enfants dont 16 épileptiques. A. Foville a conclu de ses recherches, que les parents épileptiques ont beaucoup de chances pour perdre en bas âge la plupart de leurs enfants ; que parmi les survivants, un quart environ seront aliénés; que l'épilepsie aura beaucoup plus de tendance à se reproduire chez les descendants du même sexe que l'ascendant malade, que chez ceux du sexe opposé. Disons enfin pour terminer, ce qui a trait à ce chapitre, que Brown-Séquard prouve par ses expériences que l'épilepsie acquise est elle-même héréditaire.

Ici le pronostic est grave et le traitement est bien souvent impuissant. « Inde intelligitur, dit Boerhaave, (aphor. 1078), qux hæreditaria? cur ea nunquam sanabilis. »

En effet, en dehors du traitement dirigé contre l'état

général du sujet, il n'existe guère que des moyens prophylactiques à diriger contre l'épilepsie héréditaire. Il faut en règle générale interdire le mariage à cette classe de patients, et A. Voisin n'hésite pas à affirmer, que le mariage aggrave toujours la maladie et que la copulation exerce une action des plus funestes sur les épileptiques (*loc. cit.*) Que penser après cela d'Asclépiade et de plusieurs médecins modernes, qui à son exemple, ont préconisé le mariage pour guérir le mal caduc !

Il est vrai, que le mariage a pu, dans certains cas bien déterminés, donner de bons résultats ; ainsi, Mongellaz (affect. convulsives, Paris, 1828) rapporte entr'autres faits, l'observation n° 9 des vertiges et convulsions épileptiformes, occasionnés par la masturbation et guéris par les évacuations sauguines et le mariage : Il y avait eu jusqu'à trois attaques du haut mal en huit jours.

Comme les habitudes d'onanisme et de masturbation se rencontrent très-fréquemment dans la classe de malades qui nous occupent, et qu'il est d'ailleurs permis de se demander, si la pratique régulière et modérée du coït n'est pas dans certains cas susceptible de faire disparaître la maladie convulsive ; on voit que l'hésitation est permise au médecin, qui doit se prononcer. On sait que quelques auteurs ont au contraire placé parmi les causes de l'épilepsie la continence trop prolongée.

On a vu d'un autre côté, certains cas de dysménorrhée douloureuse donnant lieu à des attaques épileptiques être améliorées par les rapprochements sexuels, et Portal n'hésite pas à conseiller le mariage aux épileptiques pléthoriques à menstruation douloureuse.

Quoiqu'il en soit, la responsabilité du médecin est grande, et il ne devra jamais se prononcer à la légère. Il devra non-seulement se souvenir des conclusions de A. Foville sur les descendants des épileptiques, mais encore des faits avancés par Legrand du Saulle, dans la Gazette des Hôpitaux du 24 avril 1877, n_0 47. « L'épilepsie, dit-il, est une névrose écrasante. Les rapports sexuels l'aggravent sérieusement, et à tous les points de vue elle est incompatible avec le mariage. »

Plus loin, M. Legrand du Saulle s'écrie : « Le monde est bien loin de soupçonner tout ce qu'il y a d'humiliation et de douleurs dans une maison qu'habite l'épilepsie. » Il examine ensuite si le brômure de potassium est capable de contrebalancer les funestes effets du mariage et il est réduit à en constater l'impuissance. « Si le malade est épileptique, dit M. Legrand du Saulle, il continue nécessairement le traitement, qui a réussi à faire taire sa névrôse, et alors pour peu qu'il dépasse 5 ou 6 grammes de brômure de potassium par jour, il est frigide et n'a presque plus d'érections pendant la durée nécessairement très-longue de la médication. Froissé et affligé, il supprime parfois le médicament, récupère ses aptitudes viriles, renoue ses relations sexuelles avec sa femme et redevient épileptique. Il reprend du brômure, ne tombe plus et redevient impuissant. Lorsque la névrôse comitiale a été l'apport de la femme, l'usage du sel brômique entretient souvent une fétidité d'haleine, qui amène de la part du mari de la froideur, de l'éloignement et du dégoût..., la femme cesse son traitement, elle ne tarde pas à reconquérir la tendresse de son mari ; mais une attaque survient, la médication bromurée est reprise aussitôt, la crise ne se reproduit pas, l'haleine redevient fétide et le mari s'éloigne de nouveau. »

Souvent l'épilepsie reste inavouée avant le mariage, et pour expliquer ce manque de loyauté, M. Legrand du Saulle écrit ces mots : « Le convulsif est si malheureux qu'il cherche malgré lui une compensation et qu'il se croit dispensé d'être honnête. En trompant autrui, il s'est trompé lui-même : Le bonheur conjugal le fuira toujours. Qu'il ait donc le courage de supporter seul sa grande infortune. »

Selon lui, l'épileptique ayant fait connaître sa maladie avant son mariage est plus excusable. En effet, d'après ses recherches, ce savant spécialiste regarde comme chose démontrée que l'épilepsie n'est transmissible par hérédité que dans le douzième des cas environ.

Epilepsies congénitales. — Ainsi que le fait remarquer A. Voisin (*loc. cit.*) il faut distinguer soigneusement les épilepsies congénitales des épilepsies héréditaires. Déjà le médecin de Cos faisait la part de l'hérédité et celle de l'innéité : » La maladie dont il s'agit, dit-il (trad. Littré, 1849, tome V, p. 369), attaque les phlegmatiques et non les bilieux; le germe en commence chez l'embryon enfermé dans l'utérus. »

Boerhaave admettait les épilepsies « congenitæ ex imaginatione matris gravidæ excitatâ per conspectum epilepticum. »

Cette dernière cause ne doit pas être admise sans réserve. Or le plus souvent, si on interroge les antécédents morbides des épileptiques, on trouve que leurs ascendants ont été atteints de diathèse nerveuse, qu'eux-mêmes étaient névropathes avant d'être épileptiques, et qu'ils présentaient souvent les symptômes d'une tare constitutionnelle, comme la scrofule par exemple, dont personne n'osera nier l'hérédité. Un fou peut donner naissance à un épileptique et réciproquement, et Maudsley a pu dire : « Les deux affections le plus étroitement alliées sous ce rapport, sont la folie et l'épilepsie ; le descendant d'un épileptique a presque autant, sinon tout a fait autant de chances, de devenir fou que de devenir épileptique; et il n'est pas rare que parmi les descendants d'un fou il n'y ait quelqu'un d'épileptique. De même, ce qui était névralgie chez le parent peut se manifester chez le descendant sous forme de folie. » (Maudsley. crime et folie. Paris, 1875, page 41).

Déjà Morel (de Saint-Yon) avait insisté sur le rôle considérable que jouent les dégénérescences héréditaires dans la production des maladies nerveuses.

Le docteur Lacassagne traitant de l'hérédité a pu dire dans le même sens que les maladies se transmettent et évoluent d'une génération à l'autre; pour connaître le terrain morbide d'un individu, il faut connaître quelles ont été les conditions pathologiques des antécédents. Plus loin il ajoute: « L'hérédité a pour principe la continuité ou l'identité; mais elle a pour résultat la variation. » (P. d'hygiène, Paris, 1876).

En effet, le terrain dans lequel se développe l'épilepsie n'est pas indifférent: Jos Franck disait; « Si je voulais avec les autres admettre un tempérament épileptique, ce serait assurément le tempérament scrofuleux et rachitique. » Un grand nombre d'auteurs ont fait des remarques semblables. Axenfeld (in path. Requin) signale que d'habitude l'épilepsie se rencontre chez les sujets grêles et délicats, lymphatiques et nerveux, et il indique comme causes prédisposantes les scrofules, le scorbut, la syphilis, etc.

L'illustre professeur de clinique de l'Hôtel-Dieu, Trousseau, a montré que dans certains cas un phthisique pouvait donner naissance à un asthmatique; avant lui, Moreau (de Tours), dans son Traité de l'étiologie de l'épilepsie, signale l'affinité qui existe entre la phthisie et le mal caduc, et on trouve dans ce travail un grand nombre d'exemples, qu'on pourrait citer à l'appui de cette manière de voir. De même encore, Herpin (de Genève) a rapporté dans son étude sur les accès incomplets de l'épilepsie plusieurs observations où les scrofules et la phthisie étaient notées chez les ascendants des épileptiques, ou chez les épileptiques eux-mêmes. — A. Voisin (*loc. cit.*), sur 95 épileptiques a noté que 12 avaient des antécédents scrofuleux et tuberculeux francs ; 12 avaient des ascendants morts d'alcoolisme chronique, ou sujets avant leur mariage à des habitudes alcooliques invétérées : deux fois la conception avait eu lieu en état d'ivresse ; et enfin on a constaté dans 41 cas des antécédents névrosiques divers : hystérie, etc. Ces faits méritent d'être pris en sérieuse considération; mais une chose, que l'on ne doit jamais oublier dans la recherche étiologique de l'épilepsie, c'est que non-seulement l'enfant engendré par un sujet adonné à l'alcoolisme chronique, mais encore dans un accès passager d'ivresse, peut se voir voué à la fatale maladie dont nous nous occupons. Une loi de Carthage prouve que ces terribles conséquences étaient connues de l'antiquité. « L'ivrogne n'engendre rien qui vaille, disait Amyot. » Des observations communiquées récemment à l'Académie de médecine par MM. Demeaux, Dehaut et Vousgier n'ont laissé aucun doute sur ces faits. En dehors de l'alcoolisme aigu et chronique, on a cru pouvoir faire une part dans l'étiologie de l'épilepsie à plusieurs affections générales, comme la diathèse dartreuse rhumatismale, syphilitique. C'est ainsi que Portal croit l'influence de la syphilis sur l'épilepsie tellement grande, qu'il se demande si ce n'est pas à un vice scrofuleux ou syphilitique dominant en France, qu'on doit attribuer la plus grande fréquence de l'épilepsie dans ce pays. Disons encore que des médecins anglais ayant guéri des épileptiques par des préparations arsenicales se sont demandé s'il n'y aurait pas lieu d'admettre une épilepsie herpétique. On a fait grand bruit au commencement du siècle de l'influence que pouvaient avoir les maladies cutanées et en particulier la gale sur la production et la guérison du mal caduc. Tissot cite une fille de 17 ans, qui contracta la gale et dont les accès ne se montrèrent pas tant que dura la maladie, mais reparurent après. On trouve plusieurs cas analogues notés dans différents auteurs. Un médecin italien, Valli, se livra en 1808 à de curieuses expériences sur le sujet qui nous occupe. Nos armées présentaient alors beaucoup de galeux et d'épileptiques. Or soupçonnant que parmi ces derniers plusieurs pouvaient devoir leur affection à une gale rentrée, il en soumit 60 à la contagion, mais 2 seulement furent guéris. Ce résultat est faible assurément, dit Delasiauve, on doit toutefois en tenir compte. Indiquer quelle peut être la relation entre l'épilepsie et ces différents genres d'affections, que nous venons de passer en revue, c'est dire quel doit être le traitement de l'épilepsie quand elle est liée à un de ces états. Ainsi chez un épileptique scrofuleux on instituera avant tout le traitement de la scrofule, etc.

Epilepsie par Asthénie. — Il est inutile d'insister davantage sur ces faits. Il est aujourd'hui acquis que l'épilepsie peut se transmettre par hérédité, et il n'est pas nécessaire que les générateurs soient affectés de l'affection convulsive, pour que le médecin soit en droit de faire remonter à eux la maladie sacrée qui se montre chez leur produit. Cette affection, quand les germes en viennent des parents, se montre en général de 10 à 30 ans ; c'est ce que l'on a appelé l'épilepsie essentielle, et on admet généralement que les épilepsies symptomatiques se montrent à tout âge. Nous préférons donner aux premières les noms d'épilepsies héréditaires, et aux secondes les noms d'épilepsies congénitales. Nous dirons d'abord quelques mots de ces affections, quand elles sont liées à l'anémie ou à la congestion. Henle pensait que l'épilepsie s'expliquait par des troubles de la circulation cérébrale, soit qu'il y ait pléthore, soit qu'il y ait anémie cérébrale.

Les épilepsies par anémie ou épilepsies asthéniques, suivant l'expression usitée par M. Gubler, peuvent s'observer à la suite des grandes hémorrhagies ou même quelquefois à la suite d'une simple saignée, ainsi que l'a noté Trousseau. On sait, en effet, le rôle considérable que joue l'anémie dans la production des phénomènes convulsifs : les grandes hémorrhagies capables de donner la mort le font rarement, sans avoir déterminé des attaques épileptiformes.

Dans sa contribution à l'histoire de l'épilepsie, Nothnagel, étudiant l'action des nerfs vaso-moteurs de l'encéphale, montre qu'un état prononcé d'anémie augmente beaucoup la prédisposition aux mouvements réflexes. Et tous ceux qui se sont livrés à des études expérimentales sur des animaux, savent combien il est important de faire subir préalablement au sujet en expérience des pertes sanguines pour faciliter l'apparition des convulsions. C'est à ce genre d'épilepsie que l'on pourrait donner le nom d'éclampsie symptomatique des grandes hémorrhagies.

Pour admettre l'épilepsie asthénique, il n'est pas nécessaire qu'il y ait eu hémorrhagie, les états les plus divers donnant lieu à une détérioration profonde de l'organisme, peuvent produire l'affection convulsive ; aussi le manque d'aliments et de soleil, etc. C'est ainsi que le Dr Delasiauve rappelle que les chevaux soumis à une diète trop prolongée sont sujets à une sorte d'épilepsie, la faim-valle, qui ne guérit que par la cessation de l'abstinence. On a aussi rapporté le cas de 18 matelots qui, recueillis après avoir passé huit jours sur un rocher, devinrent épileptiques dans l'espace de quelques semaines. De même Delasiauve parle de malades chez lesquels les inconvénients d'un séjour malsain avaient amené l'amaigrissement et la détérioration physique, des crampes, des étourdissements et une morosité extrême, comme ayant été atteints de symptômes épileptiques, et chez qui un simple changement de milieu suffit non-seulement à l'amélioration mais encore à la guérison de l'affection nerveuse.

Toutes les maladies anémiantes peuvent jouer un rôle dans la production de l'épilepsie ; c'est ainsi qu'on a décrit les névroses, qui pouvaient survenir dans le cours de la convalescence. Plusieurs auteurs ont encore noté l'épilepsie comme pouvant se produire chez les syphilitiques, particulièrement chez les femmes, à la période des accidents secondaires Cette opinion a été combattue par MM. Gros et Lancereaux. Cependant nous pensons que l'anémie produite par la syphilis ou le traitement mercuriel pourrait, jusqu'à un certain point, entrer en ligne de compte pour expliquer les phénomènes nerveux. Ne voit-on pas dans le cours de cette maladie survenir certaines névralgies qui ne peuvent être rattachées à aucun accident tertiaire?

On peut encore observer l'épilepsie liée à d'autres états de profonde cachexie. C'est ainsi que nous rappellerons que M. le professeur Charcot a publié récemment une observation intéressante d'épilepsie par mélanhémie. C'est dans ce genre d'épilepsies que le traitement hygiénique, préconisé par Hippocrate et quelques-uns de ses successeurs, pourra amener de bons résultats. Le Père de la médecine, ainsi que nous l'avons déjà dit, cherchait à modifier l'organisation toute entière par des influences plutôt hygiéniques que médicales : Changement de la manière de vivre, d'habitudes, de climats.

A notre avis, pour venir en aide aux moyens hygiéniques, qui varieront avec chaque cas particulier, nous conseillerons d'instituer une médication tonique, eupeptique et hématopoiétique. Et même dans les éclampsies symptomatiques des grandes hémorrhagies, il y a, pour M. Gubler, indication formelle de faire la transfusion du sang, le sujet, du reste, étant dans de bonnes conditions de santé antérieure. Cette opération peut et doit être même remplacée selon nous par les injections hypodermiques d'éther préconisées par M. le professeur Verneuil, et étudiées récemment par Mlle Zénaïde Ocounkoff dans sa thèse inaugurale. Parmi les médicaments eupeuptiques nous citerons en premier lieu le lait. — Cheyne, médecin anglais, auteur d'un Traité sur les maladies nerveuses, publié en 1724, vante les propriétés du lait contre l'épilepsie, et cite l'exemple d'un médecin célèbre de son temps, qui se débarrassa ainsi graduellement d'accidents épileptiques.

La médication tonique a été préconisée depuis bien longtemps par différents auteurs, soit que ceux-ci voulussent combattre l'affection convulsive elle-même, soit qu'ils s'adressassent à l'état général. On peut faire rentrer dans cette médication différentes substances que M. Gubler range sous le nom de médicaments stimulants diffusibles. C'est ainsi qu'Alexandre de Tralles ordonnait aux épileptiques de prendre chaque matin, pendant l'automne et l'hiver, une décoction d'hysope avec ou sans oxymel, et, dans les autres saisons, une décoction d'aneth ou d'épithyme. Hoffmann, parmi les cordiaux, ordonnait la lavande, le romarin, la rue, le succin, le santal, la cardamome qui forment la base de diverses décoctions, eaux distillées, huiles essentielles, électuaires, baumes et liniments, l'ambre gris, les eaux ferrugineuses; enfin le gaïac et le sassafras dont l'efficacité, selon lui, était due à l'élément résineux qu'ils contiennent.

Dans certains cas de convulsions épileptiques par asthénie, on s'est bien trouvé de l'emploi des antispasmodiques, surtout chez les sujets nerveux; mais, à l'avis de M. Gubler, on doit faire remarquer que les antispamodiques sont toujours des stimulants diffusibles ; ainsi la valériane préconisée par Arétée sous le nom de phu, conseillée également et prescrite par Dioscoride. Fabius Columna dans son *Phytobasanos*, publié à Naples en 1592, déclare s'être guéri et avoir guéri plusieurs de ses amis avec la valériane. Panaroli, Gruger, Rosnius, Lentilius, Marchand, Chomel en retirèrent de bons résultats. Il en est de même de Sylvius et Tournefort, Haller, Scopoli, Dehaen, Mead, Lieutaud qui vantent ses vertus. Sauvages guérit par ce moyen un homme qui depuis douze ans était constamment pris d'épilepsie au moment où il remplissait ses devoirs conjugaux. Quarin s'en loue aussi dans l'épilepsie vermineuse des enfants. Pour Hill, c'était le remède par excellence de l'épilepsie.

Tissot avait la plus grande confiance dans la valériane : « Je lui dois, dit-il (*Traité de l'épilep.*, p. 309), les guérisons d'un grand nombre d'épilepsies essentielles, et je suis persuadé que quand elle ne guérit pas, c'est que le mal est incurable et le vice des nerfs à leur origine plus fort que les remèdes. »

On a de même préconisé le musc, qui, comme tous les médicaments, a donné quelques bons résultats. Nous trouvons mentionné dans l'ouvrage de M. Delasiauve plusieurs cas d'épilepsie guéris par le musc. D'après ces auteurs, les effets avantageux du musc ont été en rapport inverse de la force de la constitution. Il serait donc indiqué de préférence chez les individus d'un tempérament faible et lymphatique. Le castoreum qui jouit de propriétés stimulantes diffusibles analogues à celle du musc n'est pas usité. « On a exagéré, dit Portal, les bons comme les mauvais effets du castoreum. » Le Dr Pujol (*Arch. gén. de méd.*, t. XT, 2e série, p. 363) rapporte un cas de guérison de l'épilepsie par l'asa-fœtida.

L'ammoniaque employé à l'intérieur agirait également comme médicament stimulant diffusible. S. Pinel se servait de l'ammoniaque pour le faire respirer aux épileptiques dont les crises étaient annoncées suffisamment à l'avance, souvent l'accès avortait. Martinet, qui l'administrait à l'intérieur, conclut dans un mémoire que l'ammoniaque arrête les paroxysmes, modère et anéantit les accès, et que son action est d'autant plus sûre qu'on l'administre plus près du moment où ceux-ci sont imminents. Lemoine (*Rev. méd.*, tome III, p. 220 et; 1843) cite trois succès dus à l'ammoniaque.

Pour M. Gubler, l'opium et le succin agiraient de même. Portal a retiré de bons effets dans l'épilepsie des fumigations de succin pulvérisé, et il pense qu'on peut remplacer avantageusement le sirop d'opium par le sirop de karabé. Aëtius, Avicenne, Sennert, Rivière ordonnaient l'opium aux épileptiques. Le nepenthes de Quercetan, préconisé par lui comme spécifique de l'épilepsie, était un opium aromatisé. Sydenham, dans le traitement du mal caduc, employait le laudanum, quelques mixtures composées d'eau distillée, d'extraits et de sirops calmants. Tissot condamne l'opium, si ce n'est dans quelques cas particuliers; de même Esquirol. Morgagni suspendit d'abord les attaques et guérit ensuite un malade à attaques nocturnes en lui faisant prendre un demi-grain et plus d'opium au commencement de la nuit. Tissot rapporte un cas semblable dû à Dehaën. Pour Delasiauve rien n'est déterminé au sujet de la préparation opiacée dont on doit faire usage. Pour M. Gubler, au contraire, on doit toujours donner la préférence à celle de Sydenham à cause du safran qu'elle contient lorsqu'on veut administrer l'opium comme médicament stimulant diffusible. La digitale a été peu employée dans l'épilepsie, cependant elle peut amener une sédation de l'économie tout entière et conjurer les accidents auxquels exposent les attaques. Delasiauve ne s'en est jamais servi :

« Mais, dit-il, il est une remarque que nous voulons faire, c'est, d'une part, qu'en raison de son action sur la circulation, cette substance serait parfaitement indiquée si l'on présumait que les attaques fussent entretenues par une maladie de cœur. » Portal suppose qu'elle peut être utile aux épileptiques atteints ou menacés de quelque infiltration dans le crâne, le cerveau, la moelle épinière, le canal vertébral, etc. Masse a obtenu de bons résultats de la digitale chez un sujet devenu subitement épileptique à la suite d'une grande frayeur, et où les accès donnaient lieu à des palpitations intenses. Cependant si l'on réfléchit que le traitement de l'épilepsie doit être de longue haleine et que l'administration de la digitale est nécessairement temporaire, on ne devra pas beaucoup compter sur ce médicament dans la majorité des cas.

Le quinquina, ce type des médicaments toniques, a été préconisé depuis longtemps dans les épilepsies arthéniques et dans certaines formes de l'épilepsie revenant périodiquement. Hufeland range le quinquina parmi les sept agents anti-épileptiques qui lui ont paru plus efficaces que les autres et qui sont : le zinc, auquel il accorde la préférence, le cuivre, la valériane, les feuilles d'oranger, le quinquina, les affusions froides sur la tête et les bains de mer.

Piorry est un des praticiens qui ont le plus expérimenté le sulfate de quinine dans l'épilepsie, et il cite plusieurs guérisons obtenues par ce médicament, Lœvelt sur sept malades en aurait guéri trois par le sulfate de quinine. Rostan a guéri une épilepsie intermittente quotidienne par le sulfate de quinine. Cette maladie, deux fois traitée par le même moyen, ne se serait plus reproduite après la première récidive. (*Ann. de thérap.*, mai 1846.) M. Delaiauve n'a obtenu aucun résultat satisfaisant avec le sulfate de quinine.

Portal insiste sur les ferrugineux, à la fois apéritifs ou astringents chez les épileptiques à constitution affaiblie ou détériorée. Mais une des préparations martiales qui ont eu le plus de retentissement dans le traitement du mal sacré, c'est à l'hydrocyanate de fer. De nombreuses cures par ce médicament sont dues au Dr Bertrand, à Gergeris, à Jansion; Delasiauve lui a dû des améliorations. Mialhe met en doute les succès obtenus par Jansion, qui disait que le médicament lui avait constamment procuré de grandes consolations, et quelquefois des cures durables. Jansion, du reste, administrait l'hydrocyanate de fer uni à la valériane.

L'hydrocyanate de fer ou bleu de Prusse est administré à de la dose de 1 centigramme et demi matin et soir, en augmentant de 1 centigramme tous les trois jours jusqu'à ce qu'on arrive à 10 centigrammes matin et soir ; en même temps le malade prend une infusion de valériane. Ce traitement est continué jusqu'à ce que les attaques cessent. (Bouchardat).

Disons en terminant ce qui a trait au traitement des épilepsies asthéniques, que les autres préparations martiales peuvent également être employées avec avantage lorsqu'elles sont sagement et intelligemment associées à tous les exercices du corps et à l'hydrothérapie, bains de mer, douches, etc.

Épilepsies congestives. — Arrivons maintenant aux épilepsies par congestion ; nous croyons que nous ne pouvons mieux faire que de renvoyer le lecteur aux savantes leçons de Trousseau sur la congestion cérébrale apoplectiforme : « Il n'y a pas de mois, disait Trousseau (*Clin.*, tome II, p. 68), que dans mon cabinet je ne voie quelques malades accusés d'apoplexie qui sont épileptiques. Il n'y a peut être pas de semaine que je ne sois consulté par des gens adultes, vieillards ou enfants, atteints de vertiges comitiaux et qui me sont adressés comme ayant des congestions cérébrales faibles. Quoique l'épilepsie dans toutes ses formes soit aujourd'hui mieux connue qu'elle ne l'était il y a vingt-cinq ou trente ans, cependant bien des médecins se refusent à croire à une aussi terrible maladie ; s'ils la reconnaissent ils ne veulent pas dire à la famille ce qu'ils en pensent et préfèrent nous laisser cette triste mission. Bien souvent le vertige comitial se révèle par des accidents toujours attribués à la congestion cérébrale et sur lesquels les médecins qui s'occupent du traitement des aliénés ont déjà depuis longtemps appelé l'attention de leurs confrères. » Et plus loin il ajoute : « Les annales judiciaires, les archives de la préfecture de police sont remplies de suicides et de meurtres attribués trop souvent par les médecins à ce qu'ils appellent des congestions cérébrales, tandis qu'il les faut imputer à l'épilepsie.

La plupart des auteurs anciens et modernes ont fait la

part de la pléthore et de la congestion dans la production des manifestations épileptiques. On a noté et décrit les épilepsies par suppressions humorales, tant physiologiques que pathologiques, telles que menstrues, hémorrhoïdes. Le Dr Delasiauve entre autres cite un certain nombre de cas où le mal caduc est manifestement lié à des phénomènes de ce genre.

Boerhaave (aph. 1075) énumérant les causes de l'épilepsie, dit qu'elle peut provenir : « ob interceptis nonnullis, quæ olim excerni solebant sanie, pure menstruis, lochiis, hemorrhoïdibus, urinâ. » Le professeur Gubler dans son cours faisait mention, ainsi que nous l'avons dit, de la dysménorrhée douloureuse. Disons enfin avec Valleix, pour montrer la part de la congestion dans l'épilepsie, que : « on a vu les accès se suspendre à la suite d'une hémorrhagie énorme. » (Dict. diag., p. 376.)

C'est cette manière d'opérer, fournie par la nature, qu'un grand nombre de praticiens ont voulu imiter en soumettant les épileptiques à des spoliations sanguines. C'est ainsi que Galien, indiquant que la conduite doit être basée d'après les circonstances qui peuvent influer sur la production ou la marche de la maladie épileptique, indique qu'il faut avoir recours à la saignée toutes les fois qu'il y pléthore ou congestion.

Dans les mêmes circonstances, Celse se déclare partisan de la saignée aux cuisses ; Cœlius Aurelianus des saignées générales et locales ; Rhazès conseille la saignée au printemps. La médication spoliatrice par les saignées est peut-être par trop systématiquement rejeté de nos jours : Dans la séance du 9 juin 1877 à la Société de biologie, M. Lépine rapporte l'observation d'un épileptique de 23 ans ayant, avant le traitement, deux, trois et même cinq attaques par nuit; soumis à l'emploi du brômure de potassium et de la digitale, le malade éprouva une amélioration. La numération des globules ayant démontré qu'il y avait exagération des globules rouges. M. Lépine fit de temps en temps une saignée, et soumit le malade à la diète lactée et amylacée (lait, pain, légumes).

L'amélioration fut évidente : du 29 mars au 5 mai, il n'y eut que huit attaques. Ce fait semble donc prouver, que dans certains cas un état pléthorique contribue pour une part à la production et à la réapparition des accès d'épilepsie. L'illustre professeur du collége de France, Claude Bernard, répondant à M. Lépine, faisait remarquer qu'au moment où il était interne à la Salpêtrière, il était d'usage de saigner les épileptiques, mais que le succès était variable, L'observation pleine de justesse de M. Claude Bernard est très-facile à comprendre, en ce sens que la plupart des malades admis dans les maisons hospitalières de Paris sont anémiés, et que dans ce cas la saignée non-seulement est contr'indiquée, mais qu'elle peut même avoir des conséquences funestes en redoublant l'énergie et le nombre des accès, la pléthore vraie se rencontrant plus ordinairement à la campagne.

D'ailleurs, ainsi que nous l'avons dit, la saignée était déjà en usage dès l'antiquité dans le traitement de l'épilepsie, et nous trouvons dans les auteurs modernes un grand nombre de cures dues aux émissions sanguines. Ainsi Maisonneuve rapporte deux guérisons d'épilepsie par suite de onze saignées à la jugulaire chez deux paysans jeunes, robustes, d'un tempérament sanguin très-prononcé, dont l'épilepsie était éminemment pléthorique. — Tissot, Rivière, Marquais rapportent également des cas de guérison dus aux émissions sanguines. On trouve des faits semblables notés par Zacutus Lusitanus. Sauvages guérit deux épileptiques en rappelant à l'instar de Sylvaticus, qui s'en trouvait bien, le flux hémorrhoïdal par des sangsues à l'anus ou aux cuisses. Tissot a de même obtenu des réussites dans des conditions semblables. Portal a de son côté fait disparaître par des saignées répétées deux épilepsies dont l'une dépendait d'une encéphalite, et l'autre était survenue dans le cours d'une maladie aiguë. Tissot indique la saignée chez les sujets pléthoriques à pouls large et plein, à face vultueuse et colorée, et il dit qu'elle est contr'indiquée chez les sujets faibles et détériorés.

Ajoutons que Séverin ouvrait souvent les temporales avec avantage. — Horstius, Heister, Pison, Forestus, Lieutaud, Prosper Allain portent un semblable témoignage ; enfin Fothergill a consacré tout un mémoire aux bons résultats de l'artériotomie dans le traitement de l'épilepsie. On a poussé l'audace plus loin encore : la ligature de la carotide a été faite chez un épileptique par un chirurgien de Calcutta, le Dr Preston (Archiv. gén. de méd., 1833). — Boileau a lié la carotide chez un épileptique qui s'était ouvert la thyroïdienne, enfin Velpeau lia la temporale et la faciale chez un épileptique pour une affection chirurgicale et dans ces différents cas les attaques disparurent. Les bains ont été souvent préconisés à titre d'adjuvants dans le traitement de l'épilepsie. Tissot recommandait les bains tièdes et Portal dit que : « les bains tièdes naturels au 23 ou 24° Réaumur réussissent merveilleusement dans le traitement général de l'épilepsie. »

Les bains chauds de 25° à 30° Réaumur lui paraissent dangereux. Quelquefois on se trouve bien de l'usage des bains froids : Portal a soigné un jeune épileptique, qui ne pouvait dormir que dans un bain froid. Fauverge a guéri deux épileptiques par l'union à un régime adoucissant de bains froids et de sangsues. Nous recommandons de ne pas négliger dans le traitement des épilepsies dues à la congestion, de prescrire aux malades un régime sévère; une alimentation végétale est de rigueur ; ils devront aussi s'abstenir de tout excès alcoolique.

Certains auteurs ont préconisé d'une façon empirique les préparations saturnines dans le traitement de l'épilepsie, c'est ainsi que d'après John Eberlé un épileptique fut guéri par le sucre de Saturne. Connaissant les effets physiologiques des préparations saturnines, ce mode de traitement pourrait sembler absurde, administré indifféremment dans tous les cas; cependant M. Gubler, dans son cours, se demandait si l'on ne pourrait pas mettre à profit le pouvoir anémiant des sels de plomb, quand l'épilepsie est liée à un état pléthorique. On sait en effet que l'administration de ces substances amène l'anémie avant que de produire des phénomènes convulsifs saturnins.

Nous pourrions dire la même chose du mercure : quelques praticiens, contrairement à Tissot, pour qui le mercure n'est pas un anti-épileptique, assurent l'avoir appliqué avec succès dans les différents genres d'épilepsie. Ce médicament sera employé avec avantage comme antisyphilitique et vermifuge, quand ces états sont liés à l'épilepsie. Housset proposait le mercure comme le plus actif des médicaments pour la guérison radicale de l'épilepsie idiopathique. Nous ne sommes plus heureusement au temps ou Willis croyait qu'on pouvait guérir l'épilepsie par la salivation mercurielle comme on a essayé à tort de le faire pour la syphilis. Suivant la judicieuse remarque de M. Delasiauve, employé de cette manière « si le mercure remédie aux accidents de la syphilis, il en cause parfois de non moins graves.

D'après Portal, on a signalé plusieurs épilepsies, qui ont été attribuées à ses effets. Disons en terminant, que le tartre stibié à dose rasorienne a été de même employé chez les épileptiques sanguins et qu'un médecin de l'hôpital militaire de Cambrai aurait même guéri trois épileptiques avec la pommade émétisée. Nous pourrions parler ici des purgatifs et des vomitifs comme moyens de déplétion, nous préférons revenir sur ces agents lorsque nous traiterons des moyens employés pour éviter le retour des accès, et pour les faire avorter à leur début.

Epilepsies par anervie. — Les épilepsies par anervie sont, pour M. Gubler, dues à des pertes nerveuses excessives. Leurs causes les plus fréquentes sont les excès vénériens. Tout le monde connaît la funeste influence qu'exercent sur la santé générale les excès de coït et surtout l'onanisme et la masturbation pratiqués avec frénésie, comme cela arrive souvent dans cette classe de malades. Cullen (Paris 1819, tom. III, p. 24) décrivait la convulsion occasionnée par l'onanisme : la tête est particulièrement affectée : la gorge gonfle, les sens se sont troublés. Cette variété se rapproche beaucoup des accès épileptiques; elle est accompagnée de douleurs du dos et des lombes, d'un état de stupidité, d'une maigreur et d'une faiblesse extrêmes.

MM. Delasiauve et A. Voisin ont insisté sur la fréquence de ces pratiques dans cette classe de malades, et tous ceux qui ont fréqenté les asiles savent avec quelle fureur s'y livrent les épileptiques même en public, sans que rien puisse les faire départir de cette funeste habitude : leur organisation malade les pousse à recherchr une consolation dans ces pratiques honteuses, d'où ils tirent une jouissance d'autant plus grande que leur système nerveux est plus détérioré; et d'un autre côté la répétition journalière de ces habitudes vicieuses aggrave leur état morbide, rapproche leurs attaques et les entraîne d'une manière irrésistible à un abrutissement complet.

Le coït a été également incriminé, ainsi que nous l'avons déjà dit en parlant de l'influence généralement funeste du mariage sur l'épilepsie. Cependant nous ferons remarquer que ces derniers excès sont rarement poussés aussi loin que l'onanisme et la masturbation, d'autant plus que la plupart des épileptiques de cette classe sont affectés de cette névrose dans l'enfance ou la jeunesse, alors que les rapprochements sexuels leur sont encore inconnus. Ainsi que le fait remarquer Valleix : « les mêmes conditions d'organisation, qui prédisposent les épileptiques à la maladie, qui doit les atteindre, les prédisposent également aux excès vénériens et vice versâ : en sorte que chez eux le mal est tout à la fois, effet et cause. »

A côté des épilepsies par anervie causées par les excès vénériens, qui sont de beaucoup les plus fréquentes, nous pouvons citer celles qui sont dues à des excès de travail intellectuel. Ce genre d'épilepsie pourra se produire toutes les fois qu'il y aura dépense nerveuse exagérée ; alors le système nerveux de la vie végétative jouant un rôle prédominant par rapport au système nerveux de la vie de relation, la crise se produira.

A la suite de la fièvre typhoïde on a souvent remarqué ce genre d'épilepsie par anervie. C'est ainsi que chez les sujets névropathes, les causes les plus diverses pourront amener l'explosion de cette terrible affection à laquelle ils sont généralement exposés du reste par suite de malconformations dues à l'hérédité.

C'est dans ce genre d'épilepsies, que le méthode sédative offre de grands avantages, car ici encore ce n'est pas à la maladie épilepsie que la thérapeutique s'adressera, mais elle tendra à amener la sédation directe du système nerveux; on pourra donc obtenir de bons résultats par une thérapeutique dirigée dans ce sens. Nous avons déjà vu que, en qualité de stimulants diffusibles, les antispasmodiques réussissaient admirablement chez les sujets anémiques et nerveux.

Nous avons d'abord à notre disposition pour en faire la tisane ordinaire des épileptiques, l'infusion de tilleul et d'oranger, qui pour Delasiauve modère les douleurs de tête et principalement les désordres circulatoires.

Locher, médecin des hôpitaux de Vienne, après de nombreuses expériences comparatives, ne trouve pas dans les remèdes vantés d'équivalent à l'innocente feuille d'oranger : « elle modéra la violence des accès chez les uns, elle les éloigna chez les autres ; elle en guérit absolument quelques-uns. » Van Swieten, Stork, Hannes et plusieurs autres auteurs lui durent également des guérisons. Tissot en a retiré de bons résultats, bien qu'il lui préfère la racine de valériane. Le caille-lait blanc vanté autrefois par Jourdan, directeur de l'hôpital de Tain, est devenu depuis quelques années entre les mains des religieux de Tournon un prétendu spécifique contre l'épilepsie. Ce moyen, qui leur a acquis une grande réputation, n'a donné aucun résultat satisfaisant entre les mains des médecins. De même le gallium verum était usité en Catalogne, lorsque Bonafous le préconisa en France. Son efficacité n'est pas mieux établie que celle du précédent ; le caille-lait blanc, se donne à la dose de 200 grammes de suc de la plante fraîche, après 24 heures de jeûne (Gubler).

Le dictame blanc, l'infusion de camomille, l'eau distillée de muguet, le sirop d'œillet ont été également vantés dans l'épilepsie par anervie. Delasiauve emploie souvent les infusions, eau distillée et sirops de mélisse et de menthe.

L'eau distillée de laurier-cerise figure dans une foule

de compositions contre l'épilepsie, mais aucune guérison, si ce n'est dans un cas du Dr Müller, ne lui est spécialement attribué. Les composés cyaniques administrés à faibles doses exercent sur les centres nerveux une action de détente, tandis qu'à doses plus massives, il peuvent sidérer les sujets. L'acide cyanhydrique a été employé par Ferrus dans le traitement de l'épilepsie. Il a donné lieu à une légende lamentable dans la thérapeutique par suite d'une erreur dans la préparation du médicament, sur 9 sujets à qui on administra en même temps le médicament, 5 sont morts, et les autres gravement frappés. On a usé aussi du cyanure de zinc : ce médicament a été administré dans l'épilepsie par Hufeland qui la regarde, comme un des plus puissants antipasmodiques, à la dose de 0,02 à 0,05 centigr. par jour divisé en trois prises. Le bleu de Prusse préconisé surtout par Kirkhoff contre l'épilepsie paraît avoir donné quelques résultats entre les mains de Berthier en France.

Les ombellifères vireuses ont pu rendre des services notables dans le traitement de l'épilepsie, c'est ainsi que la ciguë de Socrate, *conium maculatum*, a été recommandée surtout par Hopkins en Angleterre, qui en aurait obtenu de bons résultats. La phellandrie aquatique a été aussi préconisée par Sandras, qui s'en était servi avantageusement pour combattre la toux chez les phthisiques. Elle agirait en produisant une sédation marquée, mais pour employer ces ombellifères, il faudrait que les principes actifs fussent toujours constants et c'est ce qui malheureusement n'a pas lieu. Employées en nature, les plantes ne sont pas semblables à elles-mêmes suivant leur diverses provenances. Les extraits et les teintures alcooliques sont très-variables et très-infidèles. Les alcaloïdes présentent aussi de grandes différences suivant leur mode de fabrication. La conine est un poison violent, paralysant de la vie de relation, et de la vie organique, il attaque le nœud vital et produit très-rapidement la mort à petites doses.

Le sélin des marais a semblé donner des résultats encore plus concluants que la cigüe. Herpin (de Genève) l'avait repris il y a quelques années, mais après avoir fondé les plus grandes espérances sur ce médicament, il fut réduit à avouer plus tard, qu'il n'en avait rien obtenu de concluant.

Nous avons déjà parlé de l'emploi de la valériane dans le traitement des épilepsies asthéniques, nous n'y reviendrons pas. Nous parlerons maintenant des solanées vireuses, qui avant l'introduction du bromure de potassium dans la thérapeutique, avaient sans contredit donné les résultats les plus favorables ce sont des substances agissant tout à la fois sur les centres nerveux pour les exciter d'abord et les stupéfier ensuite, et agissant enfin sur les centres de mouvement (Gubler).

La jusquiame a été employée d'abord. Les fumigations de jusquiame chez les épileptiques modéraient les accès et en diminuaient le nombre. Turquet de (Mayenne) la considère comme le meilleur spécifique de l'épilepsie; Stork en était également partisan. Tissot la range parmi les spécifiques dangereux; Scardona la donna à 14 individus et il déclare que les plus heureux sont ceux auxquels elle n'a pas fait de mal. Portal, Hufeland Brachet (de Lyon), se montrent moins hostiles à la jusquiame. Quoi qu'il en soit on pourrait faire de nouvelles expériences à l'aide de l'hyoscyamine, administrée en granules ou en injections hypodermiques à la dose de 0,001 à 0,003 milligr. par jour.

Le datura stramonium a été vanté par différents auteurs contre l'épilepsie, qui peut en effet sous son influence, voir diminuer l'intensité de ses attaques et donner ainsi l'espoir d'arriver à des attaques de moins en moins nombreuses et violentes. Odhelius donna l'extrait de stramonium à 14 épileptiques (de 1 à 25 gr. progressivement), 8 furent radicalement guéris, 5 très-soulagés, le dernier resta dans le même état (Burserius, p. 77). Mais il est bon d'ajouter que d'autres expérimentateurs ont été moins heureux. Le tabac a été lui aussi employé dans la thérapeutique du mal sacré : il ne donne pas lieu à du délire comme les autres solanées vireuses, tout en produisant des effets analogues. Les expériences mériteraient donc d'être reprises à l'aide de ce médicament. Un médecin anglais du dix-huitième siècle, Curling, employait cet agent contre l'épilepsie : il se servait des feuilles de tabac en cataplasmes sur le creux épigastrique, et il aurait obtenu par ce moyen des résultats considérables. Le tabac agirait, non pas absorbé par la peau, mais par ses vapeurs absorbées par la respiration.

C'est la belladone qui a été employée le plus souvent.

Tissot passe ce médicament sous silence. Portal n'en dit que quelques mots transitoirement, sans rappeler les cas heureux de Tourterelle et de Stoll. En 1822, Mazier, élève de Debreyne, avait donné un aperçu des succès de son maître dans sa thèse inaugurale. En 1842, Debreyne exposa et développa sa méthode dans le Bul. Thér.

Archambaut, Ferrus et Delasiauve n'ont pas eu à se louer beaucoup de l'emploi de la belladone. Cependant ce dernier a guéri une épilepsie récente à l'aide de ce médicament.

La belladone a été surtout préconisée par Bretonneau, qui s'en servait déjà au moment où le Père Debreyne, médecin de la Trappe de Mortagne et trappiste lui-même, enregistrait les bons résultats obtenus à l'aide de cette médication. Elle a été reprise ensuite par Trousseau, qui dit : que si la belladone n'est pas le spécifique de l'épilepsie, c'est le médicament qui lui a paru le moins inefficace qu'il ait tenté ou vu tenter. « Aujourd'hui en effet, dit-il (Clin. Tome II, p. 145), je compte un certain nombre de guérisons solides, et dans beaucoup de cas j'ai obtenu une amélioration que je n'osais espérer. » Trousseau était arrivé à de si beaux résultats par l'emploi de la belladone dans l'épilepsie, que quelque temps avant sa mort, il disait à M. Gubler, qu'il désirait faire avec lui une étude complète de ce médicament dans le haut mal. Et, disait M. Gubler à son cours, Trousseau lui citait des cas de malades traités par la belladone, chez qui les accès ne s'étaient pas montrés depuis 5, 6 et même 10 ans. Le savant professeur de clinique de l'Hôtel-Dieu était persuadé que la belladone donnait dans l'épilepsie de meilleurs résultats que tous les médicaments employés jusqu'alors. Il est vrai de dire que Trousseau mourait en 1867, et que le bromure de potassium venait à peine de faire son apparition dans la thérapeutique.

En ce qui concerne l'administration de la belladone, nous allons suivre les préceptes de M. Gubler. La forme sous laquelle on doit donner le médicament n'est pas indifférente. On doit préférer à toutes les autres préparations l'extrait de belladone fait dans le vide ; suivant les extraits la dose doit être de 0,01 à 0,02 centigr. ou quelquefois de 0,02 1[2 à 0,05 avec d'autres extraits. Il faut d'abord tâter le terrain, et pour les doses du médicament on doit toujours se laisser guider par l'apparition des phénomènes physiologiques : c'est d'abord la sécheresse à la gorge et la soif, et plus tard la mydriase, qui ne se montre pas d'une façon constante ; il y a quelquefois un peu de délire.

Le moment, pour administrer le médicament, n'est pas indifférent. L'épilepsie étant le plus souvent une affection nocturne, c'est vers le soir qu'il faut ramasser les doses. La durée du traitement est indéfinie comme la maladie elle-même. On doit tenir constamment les malades sous l'influence de la belladone, mais leur donner de temps en temps un peu de répit : 1 ou 2 jours d'abord, puis 3 à 4 et reprendre ensuite l'usage du médicament.

Les effets que l'on observe sous l'influence de l'administration de la belladone sont les suivants : 1° Les attaques diminuent d'intensité ; 2° Elles deviennent de plus en plus rares, et l'on voit les accès qui se rapprochaient, s'éloigner peu à peu ; 3° Il y a passage du haut mal au petit mal donnant lieu à des vertiges comme seule manifestation.

La belladone exerce d'abord une action sédative sur les centres nerveux : elle est stupéfiante et exerce une action parésiante sur la moelle, d'où l'action excito-motrice se trouve amoindrie. La belladone semble en outre épuiser très-faiblement la charge du système nerveux de la moelle et du bulbe. Les actions réflexes diminuent peu à à peu sous son influence : elle empêche la moelle de se charger ; ainsi influencée, la moelle répond par une faible décharge à peine perceptible, toutes les fois qu'elle est excitée. C'est comme une machine électrique qui serait placée dans un milieu chargé d'humidité (Gubler).

L'atropine, principe actif de la belladone, pourra s'employer de la même manière. On préfère généralement ses sels et particulièrement le sultate neutre d'atropine, qui est plus facile à doser, étant moitié moins actif. Il a en outre l'avantage de pouvoir être administré en injections hypdermiques, comme l'a fait Béhier.

Quant au valérianate d'atropine, il agit comme le sulfate, car l'acide valérianique n'exerce aucune action appréciable à la dose de 0,001 à 0,002 milligr. Sa combinaison avéc l'atropine ne change pas considérablement l'action de celle-ci. M. le professeur Bouchardat conseille au bout de 15 jours de traitement par le valérianate d'atropine de cesser l'usage du médicament et de laisser reposer le malade pendant deux semaines. On vient ensuite à l'emploi du remède, qui est encore suspendu au bout de quinze jours. La durée du traitement ainsi repris et interrompu varie de 2 à 6 mois (Bouchardat). Les doses sont de un demi à deux milligrammes. Le camphre a été depuis bien longtemps usité dans le traitement du mal caduc. M. Delasiauve (ouv. cité) nous apprend que Hannes aurait donné avec succès aux épileptiques une teinture camphrée ; Locher, un vinaigre camphré ; Tissot unissait quelquefois le camphre à la valériane. Esquirol et Scipion Pinel n'en parlent que pour constater son inefficacité. Quant au savant médecin de la Salpêtrière, M. Delasiauve, dit qu'en 1848 déjà, il se proposait de faire des expérimentations sur le camphre dans l'épilepsie entretenue par l'habitude de l'onanisme.

Le bromure de camphre a été fort étudié depuis quelques années. Les résultats généraux obtenus par l'emploi du monobromure de camphre, et sur lesquels M. Bourneville avait attiré l'attention en 1874, ont persisté chez les malades en traitement, nous dit ce médecin dans une note publiée dans le *Progrès Médical*, 23 janvier 1875. — Parmi les modifications avantageuses, les plus saillantes sont, nous croyons bon de le rappeler : 1° Diminution des accès; 2° Diminution considérable des vertiges; 3° La disparition presque complète de l'excitation maniaque, si commune à la suite des accès : ainsi chez de très-anciennes épileptiques les moments de fureur, d'insomnie, d'agitation nocturne ont cédé sous l'action du médicament. En 1875, le Dr Pathault a fait de l'étude des propriétés physiologiques du bromure de camphre et de ses usages thérapeutiques l'objet de sa thèse inaugurale. En ce qui concerne l'épilepsie, le Dr Pathault a reproduit les observations recueillies par M. Bourneville dans le service de M. le professeur Charcot à la Salpêtrière, observations qui indiquent que le bromure de camphre a souvent une action favorable, lorsque la maladie revêt la forme du petit mal (vertiges). Quoi qu'il en soit, M. Gubler pense que ce médicament est surtout indiqué lorsque l'épilepsie est due à des désordres des fonctions génitales, et il dit avoir retiré de grands avantages de ce médicament dans des cas de ce genre.

De nos jours, le médicament par excellence, de l'épilepsie est le bromure de potassium, qui peut rendre de grands services en amenant la sédation directe des centres nerveux, mais ne mérite cependant pas d'être considéré comme le spécifique du haut mal. C'est un médicament à peu près inoffensif; ses inconvénients sont l'affaiblissement de la mémoire, une sorte d'abrutissement, une perte d'équilibre, comme après l'ingestion d'alcool à hautes doses. Du côté de la peau, il peut amener en outre de l'eczéma, du rupia, quelquefois de l'ecthyma cachectique. D'ordinaire ce médicament donne lieu simplement à de l'acné sur la face, et même quelquefois cette acné se produit très-difficilement et après une action prolongée du médicament.

Les effets physiologiques du bromure de potassium consistent dans la sédation de toutes les affections du système nerveux. La résolution qu'il détermine agit dans l'ordre suivant:

Il opère d'abord son action résolutive sur 1° les nerfs de

sentiment; 2° les nerfs de mouvement; 3° sur la moëlle; 4° sur les muscles. C'est pourquoi le brômure de potassium est un médicament puissant et favorable pour le traitement préventif et curatif de l'épilepsie.

Ce médicament fut employé d'abord d'une façon empirique: Otto-Grafe avait trouvé qu'après avoir pris dix grains (0,60 centig.) de sel, trois par jour pendant quinze jours, il avait ressenti de l'impuissance temporaire, et que la force virile avait reparu lorsqu'il eut cessé d'en prendre. Connaissant cette expérience, Sir Charles Lacock l'employa d'abord chez de jeunes femmes hystériques et ce médicament lui rendit de grands services. Plus tard, il l'employa avec avantage dans les cas d'hystéro-épilepsie. En 1861, Wilks et Ramskill (Méd. Times 1863) publiaient un mémoire sur l'emploi heureux de brômure de potassium dans l'épilepsie. Un grand nombre d'autres médecins anglais expérimentèrent le brômure, et leurs conclusions furent en général peu encourageantes. Pour M. A. Voisin, cela tient à ce que le médicament n'a jamais été donné à des doses supérieures à 2 grammes et que la durée du traitement n'a jamais dépassé un an après la cessation des attaques.

Le brômure de potassium a été d'abord expérimenté en France, par MM. Blache, Gubler et Voisin. Depuis cette époque, de nombreux travaux ont été publiés sur l'emploi du brômure de potassium dans l'épilepsie, entr'autres par Teissier (de Lyon) par Falret, Legrand du Saulle et Voisin.

Alling et Sales Girons ont essayé d'employer le brômure de potassium en injections hypodermiques et en pulvérisation. Le premier mode d'administration donne lieu à des taches gangréneuses et le second amène rapidement le brômisme. Le brômure de potassium doit être administré à l'intérieur et il est indispensable qu'il soit pur : Son action sur le bulbe et la moelle n'est certaine et rapide que lorsqu'il est pur. Il est bon de le donner au commencement du repas dans de l'eau sucrée ou rougie.

Les doses du médicament sont une des conditions de la réussite. Nous avons vu que les médecins anglais ne dépassaient jamais la dose de 2 gram. Pour M. Gubler les doses doivent être en moyenne de 2 à 4 gr., quelquefois de 6 à 8 et même jusqu'à 10 gr. Mais il blâme l'emploi de ces doses excessives et il dit qu'on doit s'en abstenir pour deux raisons, c'est qu'il faut épargner 1° la matière médicamenteuse, 2° épargner le corps du sujet.

Les doses ordinaires pour le Dr Voisin doivent être en général de 6 à 10 gram. Employé de cette façon, le médicament aurait donné des succès surprenants entre les mains du Dr Otto, qui a publié un mémoire sur l'emploi du brômure de potassium dans le traitement de l'épilepsie (Archiv für psychiatrie 1876) dont nous trouvons une analyse dans la Gazette hebdomadaire du 1er juin 1877. Le Dr Otto a reconnu que chez l'adulte la dose minimum dont on doit attendre de bons résultats est de 8 gr. par jour, le plus grand nombre en supportent encore bien 12 et même 15 gr ; mais dès qu'on dépasse 12 gr. il faut surveiller son malade de très-près ; une dose plus faible de 6 gr. n'a jamais eu d'effets. Lorsqu'on est arrivé à 10 gr. il faut les donner en quatre fois. Ce médecin aurait obtenu des résultats vraiment surprenants, puisque dans 75 pour 100 des cas traités, les accès ont complétement disparu et qu'ils ont sensiblement diminué de fréquence et d'intensité dans les autres ; il n'y aurait point eu d'insuccès complets. L'heureux effet du médicament se serait manifesté non-seulement dans le domaine physique, mais aussi dans le domaine intellectuel des épileptiques.

Pour ce qui est de la surveillance à faire de l'action médicamenteuse de brômure de potassium. M. A. Voisin conseille d'explorer souvent entr'autres l'état de la nausée, du larmoiement et de la toux, que l'on détermine en introduisant le doigt par exemple jusqu'à l'épiglotte, ou en titillant les narines avec les barbes d'une plume. Il augmente la dose jusqu'à ce qu'il soit arrivé à supprimer entièrement la nausée réflexe et alors il cesse de l'augmenter et ne lui fait plus subir que de très-légères variations. Dans les leçons au collège de France, M. Cl. Bernard approuvait cette manière de procéder, et Bresson, élève du professeur Sée adoptait pleinement ce criterium de l'action thérapeutique.

Quant à la durée du traitement, A. Voisin, en présence des rechutes survenues après six ans et même davantage, considère que cette durée doit être au moins de 10 ans et et il inclinerait à penser que le brômure de potassium doit rester pour ainsi dire un aliment pour l'épileptique qu'il a guéri et dont il a suspendu les attaques.

Pour M. Voisin l'épilepsie héréditaire n'est pas nécessairement incurable au moyen de ce médicament. La grande quantité des attaques n'empêche pas de guérir et même d'améliorer l'épilepsie. Il admet qu'on peut améliorer des malades ayant eu jusqu'à 4,000 attaques et il a pu suspendre les attaques chez des malades épileptiques depuis 15 ans. Il admet en outre que ce médicament est d'une grande efficacité contre l'épilepsie idiopathique, et il la guérit presque sûrement après quelques jours d'administration, lorsque le malade n'a pas eu 50 attaques.

Si nous voulons maintenant nous rendre compte de la manière dont agit le médicament, nous devons nous reporter aux expérimentations d'Otto. Le principe actif est-il le brôme ou le potassium ou tous deux réunis. Pour juger la question, cet auteur a expérimenté d'un côté le brômure de sodium et de l'autre le chlorure de potassium ; or le premier a agi comme le brômure de potassium, même plus énergiquement, tandis que l'emploi du second n'a été suivi d'aucun résultat quelconque. C'est donc le brôme, qui est le principe actif et pour le démontrer plus clairement encore, le Dr Otto a employé une préparation de brôme qui ne contient aucun alcalin, soit acide brômhydrique et les effets ont de nouveau été identiques avec ceux du brômure de potassium.

Un autre brômure, qui a donné d'excellents résultats dans le traitement de l'épilepsie entre les mains du Dr Clémens, (de Francfort) c'est le bromure d'arsenic. Il emploie une solution titrée, qui est préparée de la manière suivante :

Acide arsénieux et corbonate de potasse à	3 gr.
Brômure	6 gr.
Eau	500 gr.

La dose est de II à IV gouttes par jour.

Contrairement aux autres préparations arsenicales, il n'est pas nécessaire d'augmenter la dose. Cette nouvelle préparation, d'après l'auteur remplace avantageusement la liq. de Fowler. A ce propos des médecins anglais ayant guéri des épileptiques par les préparations arsenicales, en sont venus à se demander s'il n'y aurait pas lieu d'admettre des épilepsies herpétiques.

Un médicament, qui a été employé avec succès contre la spermatorrhée par le Dr Hecquet (d'Abbeville) est le sesquibrômure de fer : cet agent pourrait sans doute rendre de grands services dans certaines formes de l'épilepsie, dans les circonstances où il y a 2 indications bien précises à remplir : « Reconstituer l'organisme à l'aide d'un agent thérapeutique susceptible d'augmenter l'énergie des organes en favorisant leur réparation sans augmenter leur irritation, et calmer en même temps leur susceptibilité sans les affaiblir. » (Hecquet, Paris 1877.) Les brômures d'ammonium, de sodium etc. jouissent de propriétés analogues à celles du brômure de potassium, mais n'ayant pas été expérimentés sur une assez vaste échelle, nous ne nous y arrêterons pas.

Le bromure de cadmium, à la dose de 0,05 à 0,10 centig. produit avec la plus grande facilité des nausées, qui en rendent l'administration impossible. Le brômure de lithium a été surtout employé jusqu'ici en Amérique seulement par Mitchell, qui lui attribue une action sédative et hypnotique plus puissante et plus rapide que celle des autres brômures.

Disons en terminant ce qui a trait aux sédatifs du système nerveux, que l'on a encore employé l'éther, le chloroforme et le chloral. Ce dernier médicamment a paru rendre quelques services dans l'éclampsie ainsi que dans l'épilepsie. M. le professeur G. Sée l'a employé dans l'épilepsie saturnine: Un malade avait 8 à 10 accès par jour ; après l'administration du choral, les accès cessèrent peu à peu de sorte qu'au bout de 8 jours de traitement il n'y avait plus d'attaques.

Epilepsies par intoxications. Dans un autre ordre d'idées nous dirons quelques mots des épilepsies symptômatiques des intoxications. Déjà le Père de la médecine, Hippocrate, reconnaissait un pouvoir épileptique aux poisons. On a noté l'action convulsivante de la cigüe aquatique, des champignons, du poivre long, de l'huile essentielle de genièvre, du seigle ergoté, du poivre ordinaire à hautes doses. (Tout le monde connait la mésaventure d'Avicenne.) M. Gubler a vu le morphinisme aigu se traduire par l'épilepsie, et dans son cours, il rappelait le fait d'un célèbre docteur américain qui, par suite d'une erreur du pharmacien, avait absorbé un gramme d'extrait thébaïque au lieu d'un gramme d'extrait de quinquina. Les effets de l'empoisonnement se traduisirent, au début, par des convulsions épileptiques.

Les effets toxiques des poisons névrosthéniqnes ont quelque analogie avec les symptômes de l'épilepsie, dont il est cependant facile de les distinguer, si on a égard à l'évolution des attaques.

Ces différentes formes convulsives sont assez rares et généralement on saisit la cause qui les a produites. D'autres formes plus communes sont dues aux intoxications par le plomb, le mercure, et plus fréquemment encore par l'alcool. Dolœus a cité plusieurs cas d'épilepsies par introxication mercurielle, et Landré Beauvais aurait fréquemment observé l'épilepsie après un traitement mercuriel.

Heureusement que de nos jours le traitement de la syphilis a éte singulièrement modifié: on ne recherche plus, comme autrefois, la salivation mercurielle, si ce n'est dans des cas bien déterminés, l'iritis syphilitique par exemple. On observe plus fréquemment la stomatite, le tremblement mercuriel et la cachexie qu'entraîne ce médicament à la suite d'nn traitement interne et externe et chez les ouvriers des manufactures de glaces, et les chapeliers.

L'épilepsie par intoxication saturnine se rencontre plus fréquemment et a été étudiée avec soin par Tanquerel des Planches (*Traité des maladies de plomb*, 1839) et par Grisolle (*Essais sur la colique de plomb*; Paris, 1835). Les encéphalopathies saturnines se manifestent sous trois formes différentes : la forme délirante, la forme convulsive ou épileptique et la forme comateuse. La similitude de la forme convulsive de l'intoxication saturnine avec l'épilepsie ordinaire commençante, est surtout parfaite quoi qu'en ait dit Tanquerel. De part et d'autre il y a des vertiges ou de grands accès, des accès de manie consécutifs, la terminaison des accès par un sommeil comateux, la mort par asphyxie lorsque les accès sont très-rapprochés et comme subintrants. (Woillez.)

Dans les épilepsies par intoxication hydrargyrique et saturnine, une fois la cause de l'affection reconnue, il faudra avant tout soustraire les malades à l'action de la substance toxique; il faudra ensuite combattre vigoureusement l'anémie, qui est toujours liée à ces états morbides. Les médications employées contre les épilepsies saturnines en particulier n'ont pas donné de grands résultats. Grisolle vante l'affusion froide : « J'ai vu, dit-il, employer cette médication trois fois : deux des malades ont guéri et le troisième avait éprouvé une amélioration passagère lorsqu'il fut emporté dans un accès. » Les meilleurs résultats observés par Tanquerel des Planches sont dus à l'abstention de toute méthode énergique. Le traitement de la Charité ou toute autre méthode évacuante ne produit aucun effet contre les accidents cérébraux. Rayer s'en tenant à la méthode expectante, a vu sur trente-quatre malades un seul cas de mort. Ce résultat est bien remarquable, dit Valleix, et tend à prouver que les remèdes employés sont plus qu'inutiles, qu'ils sont très-nuisibles.

Mais de toutes les épilepsies par intoxications, la plus commune est sans contredit celle qui est due à l'empoisonnement aigu et chronique par l'alcool, et surtout par l'absinthe, accidents sur lesquels Legrand du Saulle et A. Voisin ont particulièrement attiré l'attention dans ces dernières années. Dans la seule année 1876, Legrand du Saulle a recueilli 7 cas d'épilepsies dues à l'alcoolisme :

3 par abus de vin rouge, un de vin blanc, un par l'absinthe seule, deux par absinthe, vermouth, bitter, eau-de-vie, vin et bière.

L'alcoolisme chronique a été surtout étudié par Magnus Huss (de Stockolm), où l'abus de l'eau-de-vie est extrêmement commun. Ce travail a été analysé par M. le professeur Lasègue dans les Archives de médecine (1853). Morel, Racle, Lancereaux ont également publié des travaux sur le même sujet. Magnus Huss, suivant la prédominance de certains symptômes, admet six formes différentes, entre autres la forme épileptique. Woillez se demande si l'épilepsie ne doit pas être considérée comme une complication, l'ayant vue survenir au paroxysme d'une terreur profonde résultant d'une hallucination de la vue au moment d'une exacerbation délirante; tel n'est pas notre avis, l'alcoolisme aigu du reste pouvant donner lieu à des phénomènes convulsifs.

L'alcool amylique, qui entre dans la préparation de l'absinthe, joue-t-il un rôle prédominant dans la production des phénomènes convulsifs ainsi que le veut Rabuteau. Cet auteur, s'appuyant sur les recherches faites par Marcé et sur celles de Magnan, admet que l'absinthe dépouillée de son huile essentielle est simplement eupeptique, tandis que, quand elle est administrée non privée de son essence, elle constitue en outre un agent excitant du système nerveux et même toxique.

Il est évident que les épilepsies par intoxication alcoolique se traîteront comme l'alcoolisme, dont elles sont une des manifestations, mais il est dans l'alcoolisme des indications formelles qu'il ne faut pas négliger, elles sont fournies par l'état d'anémie et de cachexie dans lequel se trouvent le plus souvent les malades. A ces indications répondent les préparations ferrugineuses, le quinquina, et surtout l'hydrothérapie. Nous pourrions rapprocher de cette forme d'épilepsie les convulsions que l'on observe dans l'albuminurie, l'urémie. D'autres fois encore, l'épilepsie se montre à la suite de la suppression d'un exutoire auquel l'économie était habituée. C'est dans ces cas que les cautères, sétons, vésicatoires permanents pourront donner de bons résultats.

Épilepsies par lésions grossières. — Nous dirons maintenant, sans nous y arrêter, quelques mots des épilepsies par lésions grossières des centres nerveux. Le diagnostic en est quelquefois très-difficile; car si, dans certains cas, elle donne lieu à des convulsions limitées à une partie du corps; dans d'autres cas, au contraire, elle donne lieu à des attaques qui ne diffèrent en rien des attaques d'épilepsie vraie.

MM. Charcot et Pitres étudiant les localisations corticales ont été amenés à s'occuper des épilepsies partielles; nous ne pouvons mieux faire que de laisser la parole à ces savants spécialistes :

« Bright pensait que l'absence de perte de connaissance dans les convulsions épileptiformes, indiquait que ces convulsions étaient provoquées par une lésion limitée du cerveau, comme par exemple une tumeur. Callander avait remarqué que les lésions, qui sont le plus souvent suivies de convulsions épileptiformes, sont celles qui siégent dans les méninges, au voisinage de l'artère méningée. Nous pensons, disent MM. Charcot et Pitres, que l'existence de l'épilepsie partielle, surtout lorsqu'elle coïncide avec des phénomènes paralytiques, indique qu'il existe presque sûrement une lésion limitée de la zone motrice corticale ou des parties immédiatement contiguës; mais elle ne prouve rien quant à la nature de la lésion; elle peut être indifféremment la conséqueuce d'abcès, tubercules, pachyméningite, de tumeurs, de cysticerques, de plaques aunes, etc., etc. Il suffit pour qu'une lésion soit capable de déterminer l'épilepsie partielle qu'elle exerce sur la zone motrice corticale une irritation prolongée. » (*Rev. mens.*, n° 6, juin 1877.)

Dans certains cas d'épilepsie de ce genre, et particulièrement dans les épilepsies suite de traumatisme, le trépan peut rendre de grands services, quoi qu'en ait dit M. le professeur Richet. Ce savant chirurgien, en effet, dit : Que si certains malades out survécu à la trépanation, c'est que cette opération n'est pas fatalement mortelle, mais que cela ne prouve pas en faveur de son utilité. Arétée admettait la trépanation ; Tissot s'en déclare partisan ; Fabrice d'Aquapendente guérit par ce moyen un malade devenu épileptique à la suite d'une chute sur la tête ; Lamotte en 1705 l'employa sans lésions traumatiques antérieures et obtint un succès passager. Nous pouvons encore mentionner les succès du D^r^ américain James Guild (*Rev. méd.*, 1829), du Dr Dudley (*Arch. gén. méd.*, 1838), du Dr Spinelli, où la guérison de l'épilepsie ne fut qu'un incident de la trépanation entreprise pour des fractures du crâne. Tissot cite le cas d'un blessé chez qui on ne découvrit l'épanchement qu'au vingt-septième trépan et qui guérit. Nous devons enfiu citer le cas de M. Broca : Un jeune homme de 14 ans, devenu épileptique à la suite d'une blessure à la tête ; au bout d'un mois et demi, ce malade fut pris de véritables attaques d'épilepsie. M. Broca se décida à faire l'opération, et après avoir appliqué une couronne de trépan il enleva une esquille de 3 cent. de long sur 15 millimètres de large, glissée et fixée entre l'os et la dure-mère décollée. Le lendemain de l'opération, il se produisit encore une attaque convulsive, mais elle fut la dernière. Trois mois après, le malade sortait parfaitement guéri, n'ayant jamais eu depuis le moindre retour d'accidents convulsifs.

La suppression de certains néoplasmes agit de la même manière : ainsi dans la syphilis, la disparition des gommes qui déterminaient les attaques. « Un grand nombre d'auteurs anciens et modernes ont admis une épilepsie syphilitique : Bonet, Pélargus, Kampf, J. Frank, Homobon, Piso, Boërhaave et son commentateur Van Swieten, Dehaen, Stork, Morgagni, Sauvages, Cullerier l'oncle, Tissot, Maisonneuve, Esquirol, Portal, Graves ; de nos jours, Vidal de Cassis, Sandras, Trousseau et Pidoux, Ricord, Delasiauve, etc. » (Gros et Lancereaux, *Affec. nerv. syp.*, page 79.)

Tissot, Locher, Piso et Maisonneuve durent au mercure la guérison d'épilepsies syphilitiques. Le mémoire de Cullerier l'oncle comptait deux cas de guérison par les frictions mercurielles, la liqueur de Van Swiéten et le sirop sudorifique. Trousseau, dans sa savante leçon, s'est étendu sur les lésions de nature syphilitique capables de produire l'épilepsie et sur leur traitement. Dans ces cas, suivant M. Gubler, la thérapeutique doit être conduite avec discernement : on peut donner lieu à des accidents funestes en administrant d'emblée l'iodure de potassium qui, d'après ce thérapeutiste, déterminerait une congestion intense autour des lésions cérébrales ou crâniennes. Il faut, d'après lui, débuter par les préparations hydrargyriques administrées seules, puis continuer par les préparations mixtes, et ce n'est qu'après cela que l'on en peut venir à l'iodure de potassium. Citons en passant le traitement de M. Charcot, qui diffère essentiellement de celui-là. Ce traitement consiste à donner des préparations hydrargiriques à haute dose et à administrer 8 grammes d'iodure de potassium par jour, dont 4 grammes en lavement et 4 grammes en potion, et nous penchons pour ce dernier mode thérapeutique. — Les gommes cérébrales et les lésions crâniennes dues à la syphilis ne sont pas seules capables d'amener des accidents de ce genre; les tubercules cérébraux peuvent produire les mêmes effets convulsifs. — De même encore certaines lésions de l'oreille interne peuvent produire ce que l'on a appelé la maladie de Ménières, et donner lieu à des convulsions épileptiformes. M. le professeur Verneuil disait dans une de ses cliniques, janvier 1877, qu'un corps étranger dans l'oreille pouvait donner lieu à des manifestations analogues. Mentionnons enfin pour terminer les épilepsies transitoires symptomatiques de l'apoplexie et de l'hémorrhagie méningée.

Causes occasionnelles des accès. — Il y a là deux sortes de causes bien distinctes à considérer : 1° la cause qui a paru présider à l'apparition de la première attaque convulsive; 2° la cause qui paraît ramener la retour des attaques. Les causes que l'on a invoquées comme jouant un rôle primordial sont excessivement nombreuses, mais à notre avis beaucoup ont été acceptées sans examen suffisant, et on les a gratifiées d'une action qu'elles n'ont pas nécessairement, quand bien même elles existent en réalité. On doit toujours en recherchant l'étiologie de l'affection se méfier du dire du malade ou de sa famille; ainsi toutes les émotions vives ont été signalées comme pouvant déterminer de l'épilepsie chez un sujet, jusqu'alors indemne en apparence. Mais n'est-il pas nécessaire, pour que ces effets soient produits, que les germes tombent sur un terrain préparé et agissent sur un sujet chez lequel la diathèse névrosique est en puissance, c'est-à-dire existe déjà virtuellement? Que l'on appelle cette aptitude prédisposition ou réceptivité, le fait ne mérite pas moins d'être pris en considération, bien que ce point soit trop souvent négligé.

Les excès alcooliques ont la funeste propriété d'amener le retour périodique des accès. Bien des malades remarquent, que leurs accès sont plus fréquents et plus violents après l'ingestion de boissons spiritueuses, et il en est qui, tourmentés par leur attaque, qui ne sort pas, suivant leur expression, absorbent du vin, de l'eau-de-vie ou de l'absinthe et mettent ainsi fin à l'état d'anxiété dans lequel ils se trouvent plongés. Connaissant l'aphorisme des anciens médecins : « Quartana epilepsiæ vindex, » fait nié du reste par la plupart des observateurs, un médecin a été conduit à une thérapeutique de l'épilepsie, qui ne manque pas d'originalité. Hippocrate avait indiqué que la fièvre quarte pouvait guérir l'épilepsie, et depuis on peut trouver quelques observations analogues de Rivière et de Maisonneuve.

Le Dr Sélade (de Bruxelles) (Belgiq. médic., 1844) a provoqué chez deux malades une fièvre intermittente artificielle, qui se guérit spontanément et fit disparaître les crises, chez l'un définitivement ; chez l'autre, il y eut récidive au bout de 2 ans, et une nouvelle fièvre intermittente provoquée fit justice de l'épilepsie. « De ce fait et de quelques autres, dit Valleix, nous concluons qu'il serait de la plus haute importance de tâcher de faire naître la fièvre intermittente chez les épileptiques. »

Un autre médecin, Dumas (de Montpellier), était arrivé à une médication différente par l'observation d'un de ses malades, grand amateur de punch et chez qui les excès de cette liqueur étaient régulièremunt suivis d'attaques épileptiques ; il se servit de la boisson favorite du malade pour en arriver à produire le retour régulier des crises, et, quand l'épilepsie eut revêtu le type intermittent, il la combattit par le quinquina et en obtint la cure radicale.

Tout ce qui produit une irritation des premières voies gastro-intestinales est susceptible de déterminer des paroxymes d'épilepsie. Arrétée entre autres admettait l'épilepsie, qui a son siége dans les entrailles; Cullen a noté l'indigestion comme pouvant produire une attaque convulsive chez l'enfant. Si l'on veut voir là des épilepsies sympathiques, nous ne pouvons partager cette manière de considérer les choses.

Comme le dit Calmeil, cette affection est essentiellement liée à une disposition première ou acquise du cerveau et non pas à quelques maladies étrangères à cet organe. — C'est Georget qui a fait revivre les idées oubliées déjà depuis longtemps sur les épilepsies sympathiques. M. Moreau (de Tours), dans son Traité de l'étiologie de l'épilepsie, combat énergiquement les épilepsies dues à cette cause.

M. Delasiauve fait remarquer avee raison que la liberté du ventre modère les accès et que la constipation les rapproche. L'embarras gastrique et la constipation sont en effet choses assez fréquentes chez ces malades. La méthode purgative a été employée dès l'antiquité; on a employé surtout l'ellébore, la coloquinte, l'élaterium, etc. M. Delasiauve préconise les purgatifs après les attaques, il en aurait retiré de très-bons résultats, des améliorations et même des guérisons. Tissot et Portal n'en sont pas partisans, de même Georget et Esquirol, si ce n'est dans les épilepsies intestinales.

Il en est de même de l'acescence gastrique : M. le professeur Gubler l'a signalée, comme pouvant produire l'épilepsie chez les très-jeunes enfants et qui serait modifiée avantageusement par l'oxyde de zinc, qui a été employé d'une façon tout à fait empirique dans la thérapeutique de l'épilepsie. Nous signalerons enfin sans nous y arrêter les convulsions dues au travail de la dentition, les épilepsies vermineuses, les épilepsies où les névromes périphériques donnent lieu aux phénomènes de l'aura douloureuse, et autres épilepsies dues aux causes les plus diverses; ainsi Lieutaud rapporte qu'on trouva une pierre dans les reins d'un malade mort d'épilepsie. Cullen a vu la sortie d'un calcul guérir l'épilepsie. Dans un cas de Duncan, un jeune enfant a été guéri du mal caduc par l'extraction d'un calcul vésical enchatonné. On a encore noté l'écrasement d'un membre ou d'une portion de membre; la contusion d'un nerf, le sciatique, par exemple (obs. de Virchow), la blessure du testicule, etc.

Quoi qu'il en soit, nous pensons que ces différentes causes peuvent être capables d'amener le retour périodique des accès, mais sont impuissantes à produire l'épilepsie chez un sujet non prédisposé. Leur disparition ou leur suppression peut, il est vrai, faire disparaître les manifestations convulsives, qu'elles entretiennent. Le thérapeutique variera avec chaque cas particulier.

Traitement des attaques. —Lorsque les attaques sont peu violentes et que la prédominance d'aucun des symptômes ne semble menacer d'un danger immédiat, on peut se contenter du traitement palliatif. Il est bon de prendre des précautions pour empêcher le malade de se blesser; ainsi on veillera à ce qu'il ne tombe dans un foyer ou tout autre endroit qui peut endommager son individu.

Quand l'attaque est commencée, il est bon de coucher le malade horizontalement sur un lit, et de le maintenir par des liens peu serrés ou par des aides, mais il faut éviter toute violence. On place la tête sur un plan plus élevé que le corps, et si l'écume est abondante, il est bon de placer le malade sur un des côtés pour faciliter l'écoulement de la bave et prévenir l'asphysie. On débarrasse les malades de leurs vêtements, cravates, corsets, cordons. Et on les place autant que possible dans un endroit frais et bien aéré. Il est inutile d'ouvrir les pouces des malades, comme le croit généralement le vulgaire. Pour empêcher les morsures de la langue, que les malades se font si souvent, pendant la période clonique des convulsions, il est bon d'interposer entre les dents des malades soit un bouchon de liége, soit un morceau de bois tendre. Tissot se servait du coin d'un mouchoir ou d'une serviette fine. Pour faciliter le retour à la connaissance, on fait faire respirer au malade des odeurs fortes et pénétrantes, telles que, ammoniaque, éther, etc.

Lorsque les congestions vers la tête sont intenses, on pourra bien se trouver des évacuations sanguines chez les sujets pléthoriques en plongeant les malades dans le collapsus. Il en sera de même dans les accidents qui suivront les attaques.

On a pensé à faire respirer aux malades le nitrite d'amyle pendant les attaques à cause de la rapidité avec laquelle ce médicament agit sur l'organisme, mais cet agent n'a donné aucun résultat favorable, chose à laquelle on devait s'attendre, du reste, étant connu ses propriétés physiologiques : il amène en effet de violentes palpitations cardiaques, une céphalalgie intense, des phénomènes de paralysie du côté du système circulatoire ; injection des yeux, etc.

A l'autopie des sujets qui ont succombé pendant l'administration de cet agent, on trouve le cœur rempli d'un sang noir.

Dans certains cas, on peut et on doit chercher à arrêter ou à faire avorter l'accès. Les moyens employés sont très-nombreux et divers. Dans certains cas où les phénomènes préliminaires permettent de prévoir l'invasion de l'accès quelque temps avant son début, on doit exposer les malades à un air frais, leur jeter de l'eau froide sur la figure, et même Récamier conseillait, dans ces cas, des douches froides sur la tête.

Quand il y a aura, on doit appliquer des liens constricteurs entre le point d'où part l'aura et le cerveau : on réussira ainsi souvent à faire avorter les attaques. Ayant remarqué que le côté du corps, point de départ de l'aura, est plus souvent à gauche qu'à droite, un auteur a conseillé de lier toujours le bras gauche, qui est le plus souvent en effet le siége de l'aura épileptique. Au dire d'Avicenne, cette méthode était déjà en vogue du temps de Galien. Bonnet, Tissot, Van Swiéten, Odier, Portal, Esquirol, Maisonneuve, rapportent des observations où la ligature arrête l'attaque. Lœfler, professeur d'Altona, à son tour, a empêché l'aura, suspendu et guéri radicalement la maladie par ce moyen. Gibert mentionne un cas non moins remarquable. « Non-seulement, dit Delasiauve, la ligature a pu faire avorter des attaques commençantes, elle en a quelquefois, comme déjà nous en avons vu des exemples, rompu l'habitude et prévenu définitivement le retour.

Un grand nombre d'autres moyens ont été mis en usage, pour combattre le phénomème de l'aura, par suite les attaques convulsives.

Récamier (Ann. méd., t. III, p. 265) guérit un épileptique en poursuivant à coups de vésicatoires volants posés circulairement autour de la jambe, de la cuisse, du bras, du coude, du tronc, du col même, une douleur qui se manifestait avant les attaques sous forme de crampes, de fourmillements ou d'engourdissents, et qui parcourait successivement chacune de ces diverses régions.

Le moxa peut être, dans certains cas, employé lorsqu'on ne peut pas avoir recours à la constriction, ainsi lorsque l'aura part de la tête ou du cou. Son usage remonte à la plus haute antiquité. Portal, Borie, Fauverge, le conseillent; Esquirol et Delasiauve n'en n'ont retiré aucun avantage. Cependant ce dernier cite une observation de Brunner, qui guérit un épileptique pris, chaque fois qu'il allait tomber, d'une douleur à la nuque en lui brûlant un moxa sur cette région.

Craon, Mercatus, Montanus, Pujate, etc., ont obtenu des guérisons à l'aide de cautères placés à la cuisse et au bras. Le cautère actuel ou par le fer incandescent, employé par quelques praticiens surtout sur la tête, a donné quelques cas de guérison, entre autres ceux rapportés par Valentin, Ch. Pison, Makren. Esquirol cautérisa jusqu'à l'os avec le beurre d'antimoine l'orteil d'un malade, qui était le point de départ de l'aura et, loin de se passer, les accès redoublèrent d'intensité. Fabrice de Hilden, Ambroise Paré et d'autres auteurs rapportent des cas où des sétons à la nuque ont été utiles. Portal guérit un malade avec un séton au sacrum; Benzi avec un séton au voisinage d'une blessure qui avait suspendu les accès pendant 5 mois qu'elle avait suppuré. Portal vantait les vésicatoires, surtout au début de l'affection. Pour Tissot, cette irritation produite par les exutoires est une sorte de frein aux mouvements irréguliers des nerfs.

Nous dirons enfin qu'on a pratiqué avec avantage l'enlèvement de tumeurs et même l'amputation d'un membre, siége de l'aura, pour guérir l'épilepsie. Ce dernier moyen est d'une pratique barbare, puisqu'il n'est en général besoin que de couper les nerfs; Portal, entre autres, rapporte un cas de guérison par la névrotomie.

« Dirons-nous, s'écrie M. Delasiauve, qu'un chirurgien

a poussé la hardiesse jusqu'à priver d'un testicule un malheureux dont les attaques étaient précédées de douleur avec rétraction de cet organe? Franck mentionne un fait de ce genre éminemment blâmable, malgré le succès (Ouv. cit., p. 120). » Ce que M. Delasiauve ne dit pas, c'est que l'opération fut faite à la suite d'une blessure au testicule, tandis que dans ces dernières années, les chirurgiens américains ont pratiqué la castration chez des sujets dont la maladie était entretenue par des habitudes d'onanisme. »

Il est des cas dans lesquels on se trouvera bien pour arrêter les raptus congestifs, qui se font vers l'encéphale, de pratiquer la compression des carotides et non leur ligature, comme cela a été fait ainsi que nous l'avons dit. Dans un cas rapporté par M. Lépine, les convulsions étaient arrêtées par la compression digitale des carotides. On peut, dans le même but, se servir des ventouses Junod, quand on a ces appareils à sa disposition, dans les hôpitaux, par exemple; mais il faut avouer que ce moyen n'est guère pratique.

Outre les émissions sanguines, qui peuvent faire avorter l'accès en plongeant les malades dans le collapsus, on peut encore avoir recours aux inspirations d'ammoniaque à l'instar de Pinel, et souvent les attaques avortent ainsi que nous l'avons vu. L'état nauséeux jouit également de la propriété de conjurer les attaques en amenant la dépression de l'organisme. Tissot rapporte, d'après Zacutus, Lusitanus, Van Swiéten et Dehaen, plusieurs observations de cure dues aux vomissements spontanés et aux vomitifs dans l'épilepsie sympathique. Il en a lui-même, dans un cas, éprouvé les heureux effets. Mais il avoue que l'émétique nuit plus souvent qu'il n'est utile. De même Portal, qui ne permet les vomitifs que dans le cas d'une disposition saburrale évidente. M. Delasiauve combat cet ostracisme des émétiques, s'appuyant sur la sympathie qui existe entre les fonctions digestives et cérébrales. Il emploie souvent le tartre stibié (5 à 10 centig.) uni à l'ipéca en poudre (75 à 80 centig.) et il recommande chez les épileptiques à attaques éloignées de donner l'ipéca dans l'intervalle des crises. Le Dr Ferrara d'abord, et après lui le Dr G. Allegretti, ont guéri, l'un deux épileptiques et l'autre trois par l'ipéca à doses modérées. Ferrara fut conduit à employer cette méthode par une circonstance tout à fait fortuite. Chez un individu soupçonné d'affection vénérienne, le Dr Ferrara, avant de donner les mercuriaux, fit prendre un vomitif. Une attaque survenue pendant l'opération du remède avorta. Ce fut une révélation pour ce médecin, qui continua à donner l'ipéca, à époques rapprochées, à la dose de 45 grains (Osserv. medi. Napoli, nº 6, 1830). M. Gubler conseille de ne pas se servir dans ce but du tartre stibié à hautes doses, comme le faisait Richter, mais il conseille d'employer l'ipéca à doses fractionnées, non pas à doses vomitives, mais à doses nauséeuses, et il dit qu'on peut ainsi réussir à conjurer les accès ou, du moins, à modérer leur violence.

Tels sont les moyens auxquels on pourra avoir recours lorsqu'on sera appelé auprès d'un malade au début de l'accès ou pendant la crise.

Moyens divers. — Il est une foule de moyens qui ont été préconisés dans la thérapeutique de l'épilepsie, et dont nous n'avons pas eu l'occasion de nous occuper au cours de ce travail: les uns sont complètement absurdes; d'autres, au contraire, bien qu'employés d'une façon empirique, ont pu rendre quelques services et mériteraient peut-être de faire l'objet de nouvelles études.

Nous ne dirons rien des amulettes, des incantations et

des exorcismes qui ont été employés dans des temps encore peu éloignés de nous ; il est d'autres moyens plus barbares encore. Ainsi Celse n'est pas éloigné de croire à la vertu du sang humain, que quelques épileptiques buvaient pour se délivrer de leurs souffrances. Arétée ordonne le bouillon de vipère, l'antidote de Mithridate, etc. « D'autres substances, dit-il, ont été vantées : la cervelle de vautour, le cœur d'un foulque cru, la chair du chat, le foie humain; on a même été dans la cruelle nécessité où jettent les attaques, jusqu'à avaler chaud le sang recueilli des blessures des gladiateurs ; mais, ajoute-t-il, je n'ai pas fait de semblables expériences. » Hoffmann ordonnait la râpure de dents d'hippopotame, d'éléphant et de corne de cerf, les vers de terre réduits en poudre. De plus, Hoffmann acceptait et faisait rentrer dans ses formules entre autres choses l'arrière-faix de la femme et le sang humain desséchés et réduits en poudre, le cœur et le foie de grenouille, de taupe, etc.

Parmi les remèdes empiriques, nous devons citer le gui de chêne, qui est excessivement rare, et qui sans doute a été préconisé à cause de sa rareté, qui lui faisait jouer un si grand rôle dans le culte des Druides chez les Celtes. On a aussi vanté la racine de grande pivoine, la limace et le chlorure de barium, mais plutôt comme moyens préventifs.

L'oxyde de zinc semble avoir été introduit dans la thérapeutique par Paracelse ; cet agent n'est pas mentionné par Tissot. Différents praticiens ont obtenu de bons effets de ce médicament chez les épileptiques. D'autres doutent de son utilité, entre autres Alibert. Herpin (de Genève), qui a essayé de réhabiliter l'oxyde de zinc, en était arrivé plus tard à donner la préférence au lactate.

Le valérianate de zinc agit comme les médicaments

précédents. M. Gubler pense que l'oxyde de zinc agit surtout comme antacide, et dans les cas où ce médicament convient, il dit qu'on a retiré des résultats plus satisfaisants encore des absorbants, comme le sous-nitrate de bismuth et la craie, par exemple.

Le nitrate d'argent a eu aussi sa vogue dans le traitement de l'épilepsie. Il a été employé dans cette affection depuis le commencement du siècle. Une foule d'auteurs en ont préconisé les bons résultats. Rayer indiquait ce médicament de préférence : « Toutefois, si les succès définitifs sont problématiques, le même doute ne saurait s'élever quant aux améliorations que le nitrate d'argent est susceptible de procurer. Celles-ci, en effet, n'ont été sérieusement contestées par personne. » Esquirol et Pinel en font un empirique dangereux ; il en est de même encore de Georget et de Foville.

Dans l'organisme, l'azotate d'argent se transforme en chlorure d'argent ; l'usage de ce médicament a pour effet de colorer les téguments des malades en vert olivâtre, quelquefois violacé. Le chlorure d'argent a été employé également sans profit. Le sulfate de cuivre et surtout le sulfate de cuivre ammoniacal est employé depuis très-longtemps dans le traitement de l'épilepsie. Tissot parle d'une teinture de cuivre, *Ens Veneris* (solut. d'hydrochlorite de cuivre ammoniacal ?). Boerhaave conseillait quelques gouttes d'une solution aqueuse de cuivre traitée par le sel ammoniac. Frank préférait le sulfate de cuivre ammoniacal. Weisman a vanté le vitriol de Chypre (sulfate de cuivre), surtout quand les vers sont la cause de la maladie. L'ammoniure de cuivre a été également mis en usage.

La méthode de traitement de l'épilepsie par les préparations cuivreuses est encore en honneur aujourd'hui dans une école d'Allemagne, mais elle ne paraît pas avoir donné lieu à des résultats bien remarquables.

L'acide sulfurique employé d'abord par Paracelse a paru donner quelques succès, mais depuis il a été abandonné.

L'essence de térébenthine a été surtout usitée en Angleterre comme antiépileptique. On trouve mentionnés dans les auteurs quelques succès, obtenus en dehors des affections vermineuses.

L'huile empyreumatique de Dippel a été préconisée dans l'épilepsie par Dippel, Junker, Kramer, Scharmschmid etc.

Tissot la range dans les spécifiques inutiles. Alibert a essayé de réhabiliter ce médicament et Portal affirme avoir eu à s'en louer dans plusieurs cas. Fricius, Stocker, Mercurialis, citent quelques cas de guérison obtenus par l'administration des cantharides, mais ils ont trouvé peu d'imitateurs.

Les expériences semblent montrer que le phosphore, qui a été quelquefois administré aux épileptiques, a été plus souvent nuisible qu'utile. Il en est de même de la noix vomique et de la strychnine. Nous ne dirons rien des aimants et de l'électricité dont on a fait quelquefois usage et qui ont donné des résultats déplorables.

Mais il est un médicament dont l'action tient du prodige, si l'on en croit certains expérimenteurs, et avec lequel nous voudrions voir faire de nouveaux essais. C'est la racine d'armoise employée surtout par les Allemands, et qui est un remède populaire de l'épilepsie. Quelques mots cités en sa faveur dans les ouvrages d'Etmüller et de Barbet ont suggéré à Burdach (de Triebel) la pensée d'en faire l'application dans l'épilepsie (Archives générale de médecine, 1825).

Les cinq observations consignées dans son mémoire tiennent surtout du merveilleux par la promptitude des résultats, comme le fait observer M. Delasiauve. Le premier malade avait des attaques quotidiennes, après la première dose du médicament il fut guéri. Le second avait depuis plusieurs années des attaques revenant tous les deux ou trois jours : la guérison eut lieu également après la première dose; le troisième fut guéri après quatre doses; le quatrième, même succès ; le cinquième était un épileptique idiot, par suite de l'administration de l'armoise il avait vu ses attaques devenir mensuelles; alors l'emploi mensuel de l'armoise amena la guérison.

Burdach dit que l'armoise est surtout indiquée dans les épilepsies récentes; les premières doses doivent améliorer, sinon il est dangereux d'insister, L'armoise fait transpirer et il est bon de favoriser l'action diaphorétique du médicament.

Hufeland suivit les errements de Burbach, et sur 10 malades il obtint 3 guérisons et 3 améliorations ; dans quatre cas le résultat fut nul. Chez un malade, le médicament n'ayant rien produit d'abord, on le suspendit et on administra un vomitif; l'armoise fut alors reprise et la guérison ne se fit pas attendre. S. Pinel conteste les propriétés de l'armoise, et Forget aurait prescrit ce remède et n'aurait obtenu que des résultats incertains. On administre l'armoise en poudre à la dose de 4 gr. Forget l'incorporait dans un électuaire de miel. Le malade avale cette dose le soir et boit par dessus un verre de bière.

De ce qui précède, nous nous croyons en droit de conclure :

1° On doit traiter les épileptiques et non l'épilepsie ;

2° Qu'il faut avant tout traiter l'état général dont l'épilepsie n'est souvent qu'une manifestation symptomatique.

3° Qu'il faut combattre par tous les moyens qui sont en notre pouvoir les causes qui paraissent présider au retour périodique des attaques.

4° On doit, quand cela est possible, chercher à conjurer ou à faire avorter les crises imminentes.

5° Il faut surveiller la crise de manière à intervenir, s'il se produit quelque complication capable d'amener une terminaison fatale pour le malade.

Ce n'est qu'en tenant compte de toutes les indications et en employant les moyens divers que nous avons passés en revue que l'on pourra lutter avec avantage contre cette terrible affection.

Nous ne saurions mieux faire en terminant que de rappeler les paroles suivantes, que nous trouvons dans la thèse inaugurale du Dr Fabre, qui soutient des idées analogues à celles que nous avons émises plus haut : « En agissant ainsi, on sera souvent fort étonné de voir que la guérison de maladies, qui paraissaient n'avoir aucun point de contact avec l'épilepsie, a amené la guérison de cette dernière (Th. Paris, 1866, p. 40), et ajoutons avec Tissot : « guérir les causes, les prévenir, changer la disposition épileptique du cerveau, c'est guérir l'épilepsie, aussi le traitement de cette maladie doit être varié suivant les causes, et annoncer un spécifique général est une charlatanerie, qui prouve l'ignorance ou la fourberie. » (Tissot, Ency. méd. des nerfs, p. 319.)

Paris. — A. PARENT, imprimeur de la Faculté de Médecine, rue M.-le-Prince, 29-31.